健康心理学基礎シリーズ
3

健康心理カウンセリング概論

日本健康心理学会 編

実務教育出版

カバーデザイン——道吉 剛・稲葉克彦
Cover Design by Michiyoshi Design Laboratory Inc. 2003

シリーズ刊行にあたって

　新しい世紀を迎えて，心理学の世界にも大きな変化が生じている。それは病人の問題，あるいは病理の発見に集中する学問的姿勢の改革である。人間のネガティブな側面よりもポジティブな側面へ視点を移し，またホリスティックな立場に立って，"うつ"といった傾向ではなく，人間そのものの自主的，主体的な活動に関心を向ける時代になった。健康心理学はその立場に立って，原理と方法を着実に展開している。

　2000年の初めに"心理学"の国際版として，国際心理学連合（The International Union of Psychological Science）の手により，初めて，新しい「心理学のテキスト」が刊行された。また2001年には，健康心理学国際委員会によって『健康心理学ハンドブック』が出版されている。その主要な特徴は人間主義の立場が鮮明に主張されている点である。

　21世紀の心理学のモデル的ハンドブックの主旨に合わせ，また日本文化の中で生きている"人"という視点も加えて，今回日本健康心理学会創立15周年記念事業の一環として，4部門の「健康心理学基礎シリーズ」を公刊することとなった。すなわち，健康心理学概論，健康心理アセスメント概論，健康心理カウンセリング概論，健康教育概論の4巻である。

　日本健康心理学会は，これまで『健康心理学辞典』の編集，健康心理士認定制度の実施，各大学の新設学科・大学院の健康心理学カリキュラム設定への援助などを行ってきたが，これらの経験や健康心理学関係者の意見から，健康心理学の基本となるテキストの必要性を痛感してきた。このたびの「健康心理学基礎シリーズ」の刊行は，健康心理学をより広く発展させるために，また学会の基本的役割として社会的要請に対応しようとするものである。

新しい人間主義的立場から，またポジティブな視点から，変化の激しい時代に"人"が健康で幸せな人生をおくるための"健康心理学"の原理と方法を明確にまた具体的にこのシリーズが解明している。われわれの学会が中心となり第一線の研究者の協力を得て，このシリーズが刊行されることになったことは，健康心理学の歴史に輝かしい道標を打ち建てることになるものと確信している。

日本健康心理学会
理事長　本明　寛

編集責任者のまえがき

　健康心理学は,「健康の維持・増進に関する心理学的研究,およびその研究成果の専門的応用」と要約的に定義することができる。本書において取り扱う健康心理カウンセリングとは,「健康増進,健康維持,健康回復に必要な生活習慣を形成することを主目的にして,心理学的立場から,個人あるいはグループを対象として行われる実践的援助活動」であり,健康心理教育,健康心理アセスメントとともに,健康心理学の専門的応用領域における三本柱をなしている。この場合の健康とは,「人間を形成している生理的次元,心理的次元,社会的次元などのすべての次元が十分に機能し得る状態にあり,それらの機能が調和を保ちながら,協調的に相互作用をしている状態である」ということができよう。

　本書は,健康心理学を学ぶ大学生,大学院生のテキストとして編集されたものであるが,また心理学領域の実務者に役立つ参考書としても利用できるように,健康心理カウンセリングの基本的枠組み,理論,技法の全体像を示したものである。その際,臨床心理学やカウンセリング一般との違いを明確にすることにも意を注いでいる。

　まず第1章では,健康心理学の意義と役割について,とくに臨床心理学との違いが明確に理解できるように,その特徴や目標を記述した。

　第2章では,健康心理カウンセリングの代表的な技法である認知行動療法,交流分析,自律訓練法,理性感情行動療法とその背景にある理論について,またカウンセリング技法の基本を学ぶためのマイクロカウンセリングについて,簡潔かつ具体的に記述している。健康心理カウンセリング研修会の際の概説としても役立ていただきたい。

　第3章の健康心理カウンセリングの進め方では,健康リスク行動や生活習慣病のアセスメント,アセスメントに基づくカウンセリングの展開,カウンセリングによる健康リスク行動の改善の評価について,

健康心理カウンセリングの具体的，全体的な流れが述べられている。

　第4章の健康心理カウンセリングの実際では，生活習慣病と関連する代表的な健康リスク行動や行動パターンである喫煙行動，飲酒行動，食行動，HIV/AIDS，タイプA（C）行動などの改善を，健康心理学ではどのように進めていくかについて具体的に述べられている。

　第5章の健康心理カウンセリングとヘルスケア・システムでは，健康心理カウンセリングとヘルスケア・システム，組織における健康心理プログラムの策定などについて，保健行政も視野におきながら組織論の立場から記述されている。なお，コラムのテーマには，健康心理学領域における比較的新しい話題を中心に取り上げているので，現在の健康心理学領域での関心の方向性を知ることができる。

　最後に，健康心理学と臨床心理学との違いについて述べておきたい。両者は扱おうとする問題や介入技法の側面でも重なる部分が大きいのだが，基本的姿勢に違いがあるといえる。そのもっとも大きな違いは，臨床心理学では問題を抱える人々の疾病あるいは不適応の改善においているのに対して，健康心理学ではそれ以上に普通の人々の健康生成に焦点づけている点にある。つまり，健康心理学は対象の弱さやマイナス面に着目してそれを修正し補強するのではなく，彼らの肯定的資質に着目し，それをさらに成長させ，ウェル・ビーイングを強化するような関わりを志向している学問領域だということである。

2003年6月

編集責任者　**佐々木雄二**
　　　　　　小　玉　正　博

目　次

シリーズ刊行にあたって/ i
編集責任者のまえがき/iii

第1章　健康心理カウンセリングの意義と役割─────3
　1　健康心理カウンセリングの意義/3
　2　健康心理カウンセリングの発展/12
　〈topics〉気分よく過ごすために/20

第2章　健康心理カウンセリングの理論と方法─────21
　1　健康心理カウンセリングの概説/21
　　1　認知行動療法
　　2　交流分析
　　3　自律訓練法
　　4　理性感情行動療法
　　5　マイクロカウンセリング
　2　認知行動療法/25
　　1　認知行動療法の効果が確認されている健康トラブル
　　2　解決を志向するアプローチとしての認知行動療法
　　3　悪循環の図式化と援助作業のための事例理解（見立て）
　　4　スキルとコーピングをその機能からとらえる作業
　　5　認知行動療法による不安と回避の変容
　　6　望ましくない習慣の変容
　3　交流分析/33
　　1　交流分析の哲学
　　2　交流分析理論の概説
　4　自律訓練法/40
　　1　自律訓練法とは
　　2　自律訓練法の定義
　　3　標準練習
　　4　標準練習による効果

5　上級練習
　　　6　練習方法
　　　7　適用領域
　　　8　練習形態
　5　理性感情行動療法/48
　　　1　理性感情行動療法の理論
　　　2　健康心理カウンセリングのプロセス
　　　3　健康心理学における意義
　6　マイクロカウンセリング/56
　　　1　健康心理実践とマイクロカウンセリング
　　　2　マイクロ技法による面接の基本型の学習
　　　3　各種の心理療法とマイクロ技法との関連
　　　4　基本的なマイクロ技法の訓練
　　　5　マイクロ技法の体験学習
　〈topics〉セルフコントロール（self-control）の方法は/68
　　　　　　アサーション・トレーニング（assertion training）/69

第3章　健康心理カウンセリングの進め方————71
　1　健康心理カウンセリングの目標と理論/71
　　　1　健康心理カウンセリングの目標
　　　2　変容の理論・技法モデル
　2　健康心理カウンセリングの進め方/73
　　　1　カウンセラーとクライエント
　　　2　カウンセリングのプロセス
　3　健康心理カウンセリングのプロセスで生じる効果/79
　　　1　健康心理カウンセリングの効果
　　　2　ポジティブな視点の広がり
　4　健康心理カウンセリングの課題/80
　　　1　カウンセリングの評価
　　　2　個人の変容を超えて
　〈topics〉技法のパッケージ/82

第4章　健康心理カウンセリングの実際 ―― 83

1　健康行動と健康心理カウンセリング/83
2　喫煙行動のカウンセリング/86
3　飲酒行動のカウンセリング/91
　　1　カウンセリングを要する飲酒行動
　　2　アルコール依存症とは
　　3　アルコール依存症のカウンセリング
4　食行動のカウンセリング/100
　　1　中高年の減量と食行動の変容への介入例
5　HIV感染者/AIDS患者へのカウンセリングと援助/107
　　1　HIV/AIDSの疾患と治療
　　2　HIV/AIDSに関する健康心理学的援助
6　タイプA行動のカウンセリング/113
　　1　はじめに
　　2　海外のタイプA行動カウンセリング
　　3　日本のタイプA行動カウンセリング
　　4　タイプA行動カウンセリングにおける問題点
〈topics〉タイプCと癌――いい人は癌になりやすいか？/121
　　　　　ステージモデルとは何でしょう/122

第5章　健康心理カウンセリングとヘルスケア・システム ―― 123

1　ヘルスケア行動と社会文化的環境要因/123
　　1　ヘルスケア行動の定義
　　2　ヘルスケア行動における社会環境要因
2　ヘルスケア・システムとヘルスケア行動への支援/126
　　1　ヘルスケア・システムと健康増進活動
　　2　プライマリヘルスケアにおける健康心理カウンセラーの活動領域
3　ヘルスプロモーションと健康心理カウンセリング/128
　　1　ヘルスプロモーションの動向
　　2　ヘルスケア行動の社会的側面と健康心理カウンセリング
　　3　個別的な価値観に関わる健康心理カウンセリング
〈topics〉健康生成論とSOC/135

索引/136

編集責任者

佐々木雄二（横浜薬科大学教授）
小玉正博（筑波大学教授）

執筆者（執筆順）

本明　寛（早稲田大学名誉教授）第1章，第1章トピックス
佐々木雄二（横浜薬科大学教授）第2章1，4
神村栄一（新潟大学准教授）第2章2
野間和子（野間メンタルヘルスクリニック院長）第2章3
野口京子（文化女子大学教授）第2章5，第3章
小玉正博（筑波大学教授）第2章6，第4章1，第5章トピックス
杉若弘子（同志社大学教授）第2章トピックス
石川利江（桜美林大学教授）第2章トピックス
福井至（東京家政大学准教授）第3章トピックス
大竹恵子（東北学院大学准教授）第4章2，第4章トピックス
島井哲志（心理測定サービス・健康心理学研究所所長）第4章2
小畑文也（筑波大学大学院准教授）第4章3
土屋倫子（高村内科クリニック管理栄養士）第4章4
金沢吉展（明治学院大学教授）第4章5
大木桃代（文教大学教授）第4章6
小川浩（中部大学教授）第4章トピックス
木村登紀子（淑徳大学教授）第5章

健康心理カウンセリング概論

第1章
健康心理カウンセリングの意義と役割

1 健康心理カウンセリングの意義

現代社会における健康心理学の使命

　21世紀こそ人間の時代，こころの時代，健康の時代といわれている。この意味は「生活の仕方」とともに「生き方」に豊かさ，明るさ，健やかさを求める時代が到来していることを表明しているものである。
　ストレスフルな社会をどう生きていけばよいのか？　他方で，すでに高齢化社会がやってきている。人生50年時代から80年，90年時代だという。こうした条件をどのように理解，意味づけたらよいか。しかも，それは「健康生活の仕方」とともに「健康な生き方」を健康心理学という人間学に求めているものである。この点を健康心理学の使命の1つとして見逃してはならない。とくにその方法であるカウンセリングに大きな特徴を生じることになる。
　こうした社会の状況下の中で，病気の治療よりも病気にならないようにすること，健康の維持・増進という新しい価値観（健康価値）が生まれてきた。これは世界いずこの国でも同じで，根本的には本人の

幸福の問題である。近頃は日常的にライフスタイルの改革，自分の悪い行動傾向の自覚と修正などが，いかに健康への道をたどることになるかが理解されるようになった。

健康心理学は，「健康の建設的な見通しを立てようとしている人，健康に問題を感じている人」に適切な助言を与えるための研究を行っている学問である。そして健康心理学専門家はその具体的な助言，助力行動を進めている人たちである。今日の日本は，家庭も職場も高度な技術社会，情報社会の波に洗われている。そこに，新しい問題が生まれ，それにどう対処してよいかわからず，各人が勝手な方法をとっている。

臨床心理学者は，第二次大戦後，心の病気と取り組んで成果をあげてきているが，健康心理学専門家は，心，からだ，社会（環境）の3つの条件から健康と病気を理解しようとしている。心理学がからだ（からだの痛み，苦しみ）を扱おうという試みははじめてである。心とからだ，さらに社会の枠組みから健康という新しい価値をいかに上手に手に入れるかを研究する使命を実現したい。

(1) ストレスへの対処

健康心理学が脚光を浴びたのはストレス問題に対するさまざまな提言であった。1999年9月にラザルス（Lazarus, R. S.）が来日して，ストレス問題について最終的な対策を述べている。その時の題目は「ストレス対処の仕方に関する研究方法上の問題点」で，副題として「健康心理学における理論と実践」であった。ラザルスは対処について，誰にもどこでも有効な対処法というものが存在するわけではないこと，ストレスと情動との関係，対処行動の文化差に関わる問題について新しい学説を述べた。そして，「対処とは，絶えず変化してやまない，認知的な行為による努力の過程であり，その過程を通して，自分の力ではどうすることもできないような，生活環境の過酷な出来事と自分自身の欲求（不満）との関係を調整していく営みである」と述べている。簡単にいうと心理的なストレスをどうにか，やりくりしていく努力過

程のことである。

　改めて対処の定義を細かく示したが，その意味を明確に説明することによりラザルスは21世紀に通じる考え方を導き出している。それは，第1に，「特定の対処が，単独でそれに対処したストレス低減効果を導くのではなく，対処のさまざまなパーソナリティや文化の要因の全体がそのようなストレス低減をもたらす」と述べていることである。とくに個人の主観的ウェル・ビーイング（subjective well-being）やものの見方・考え方，社会的有能性，そのときどきの身体的健康度などの"織りなすコンテクストの全体"に依存するものなのである。このような立場から「問題解決中心の対処」と「情動中心の対処」のいずれが「好ましい」「良い」対処の方法であるということはいえない。

　第2に，情動中心の対処は，考え方を工夫すること（認知的再評価：cognitive reappraisal の過程）によって，自分の健康を脅かす恐ろしい出来事の意味をより有益なものへ変えていくこと，体験される負の情動（negative emotion）を，快適なもの，すなわち正の情動（positive emotion）に変えていくことである。ストレスに悩む人の救済の方法として「負の情動を正の情動に変える」ことが治療である。ストレスの対策は，負の情動を正の情動に変えるということにつきる。しかもラザルスは15の情動をあげて，その内容をプロセス論の立場で細かく説明している。

　　（注）ネガティブな内容の（不快に感じられる）情動
　　　怒り（anger），不安（anxiety），恥ずかしい思い（shame），罪悪感（guilt），ねたみ（envy），しっと（jealousy），恐怖（fright），悲しみ（sadness），など。
　　　ポジティブな内容の（快適に感じられる）情動
　　　安心（relief），希望（hope），愛情（love），同情（compassion），喜び（happiness），感謝の念（gratitude），プライド（pride），など。

　ラザルスは結論として，こう述べている。「ストレス研究の目的が，対処の働きの全体像を明らかにすることであるならば，その担い手である個人の特徴（パーソナリティ）や文化の役割を含む，基本的な情

動のプロセスの全体像に注目しなければならない。長い間心理学者はあまりにも物理学者の方法論（人間の要因の介在しない）を見習って，対処を可能にしている人間のもつ調整力という重要な資質に注目した方法論を無視してしまった」。われわれは負の情動を正の情動に変えることに健康な生き方を求めたい。

　ラザルスは，ストレスについての総括的な結論として，「もし高い自己評価をもっていた場合には，ストレスの次には，おそらくポジティブな健康が続き，もし大きな社会的支持をもっている場合にも同じことがいえる。また，もし低い自己評価をもっている場合には，ストレスの後には疾病の増強が続き，低い社会的支持をもつ場合にも，ストレスの後には疾病が続く」とも述べている。ストレスと健康の主体的，主観的な立場では，ラザルスのいうとおり，高い自己評価にかかっている。自己評価は「私の判断」であるという点にこの考え方を理解するポイントがある。

(2) ポジティブ心理学での新たな主張

　2001年に出版された『Handbook of Health Psychology』で，健康心理学が採用している研究モデルは生物心理社会的モデルであることが述べられている（Baum et al., 2001）。

　これに先立って2000年の春に出版された『国際心理学ハンドブック』（The International Handbook of Psychology）では，心理学の応用部門としての健康心理学の立場をシュワルツァー（Schwarzer, R.）が解説している。その中で，とくに健康心理学のもっとも重要な研究と実践の課題として「ストレス」をあげている。

　シュワルツァーは「人生は多かれ少なかれストレスフルなものであり，継続的ストレスは強く影響するし，また慢性的疾患に，あるいは身体的機能障害になる。ストレスは免疫システムを危うくし，伝染病や腫瘍疾患へ人々を罹患しやすくする」と述べている。また，「このストレスに有効な対処のキー概念として，自信，信念，ソーシャルサポ

ートをあげ，健康心理学者は医学，パブリックヘルス，ヘルスサービスのような諸学，諸技法の研究者と討議，協力関係を必要とする」と述べている。

21世紀の初頭を飾るこれらの文献から筆者はこう思うのである。

第1にそれはリベンソンとバウム（Revenson, T. A. & Baum, A.）が取り上げた認知行動的モデルやシュワルツァーのあげた自信，信念という概念は明らかに人間の自主性，主体性の問題として把握できる。旧来の心理学の力説した客観的，数量的な方法による「科学性」を超えて，主体的，主観的な人間の本来の特性を十分に心理学研究に活用すべきである。主体的であるというのは選択権の行使，認知における自己の判断，責任の自覚などを数えあげられよう。

第2には量から質への転換である。時代の流れの中で「健康」という概念を解釈するとき，この学問の展望が開けてくる。QOL（Quality of Life）が健康心理学専門家の合言葉になっている。この意味は「生活の質」「生命の質」と一般にいわれているが，その精神は人間の「生きる価値」を尊重することであろう。たとえば医療において，病気を診断し治療すれば責任を果たしたというのではなく，患者が心で感じている不安，不快，不満，失望に対する長期的介入が「質」への配慮である。人間を全人的にとらえ，その人の自己実現を援助することが健康心理学専門家に求められるようになったのは当然であろう。

2002年の春に刊行された『Handbook of Positive Psychology』の序文にセリグマン（Seligman, M. E. P.）が以下のように述べている。

「第二次大戦のあと，心理学は『いやし（healing）』に全力を注ぐ科学になった。それは人間の機能の病的モデルを用いて疾病や問題を修復することに集中した。そのため希望を実現する個人や，繁栄を願う社会人のアイディアを忘れてしまった。そして強さ，長所を打ち建てることが治療のために最重要な戦力であるということも忘れてしまった」。多年にわたる心理学の研究論文を検討した結果，セリグマンはその内容が病理的側面，問題点に注がれ，その修復（いやし）に集中し

てきたことを見出した。この傾向にセリグマンは失望したのである。「ポジティブ心理学 (positive psychology) の目的は人生における悪い点 (worst thing) を修復することに没頭することから，人生における最良の特質 (best qualities) を建設することに変化させる触媒作用とした」と強さ，長所の建設を人間がしなければならないことを主張している。

また，セリグマンは，「ポジティブ心理学の分野はポジティブな主観的経験に関するもので，すなわち，幸福，満足，喜び，感覚的楽しみ，幸福の認識，楽観主義，希望，信頼 (faith) についての新しい認識である」と述べて，具体的なポジティブな側面について研究することの重要性を指摘している。個人的レベルにおいて，ポジティブな人格特性として，愛，使命観，勇気，対人関係能力，我慢，独創性，未来感覚，高い知性，などの能力をあげている。

1998年のアメリカ心理学会の主たるテーマは「予防」であった。予防のカギは「人間の強さ」である。カウンセリングにおいて強さ，長所を実現するために，どのような目標をもったらよいか。ポジティブな主観的経験が問題になろう。

(3)ストレス対処と自己コントロール

対人関係技術，理性，洞察，オプティミズム，頑張り，現実主義，楽しむことの能力，将来に興味をもつ，目的をみつける，などは，重要な健康心理学の方法である。これらは「いやし」の要因よりも，より大きな効果をもつ。

ストレス解消にネガティブな情動をポジティブな情動に変化させることをラザルスは述べた。しかし，カウンセリングの一般原則として一般的なポジティブな特性，目標をあげたい。カウンセリングの従来の原則である，悪い点，問題点の修復とともに，ポジティブ心理学のあげたもっと幅のある強さ，長所の育成が重要であろう。悪い点をなおす，いやすという方法のみ用いることは間違いであろう。自己決定

力はポジティブな人間形成にもっとも重要な要因である。

　心理学の研究対象が「問題点」「事件」に集中していることは21世紀の心理学としては適切ではない。たしかに心理学の今日的課題は，あらゆる分野において「問題の発見とその修復」というテーマが現実的であろう。しかし，われわれは「問題」「疾患」の研究をしているだけでよいのだろうか。もちろん人間の研究である。いや個人の研究である。今日の医学は病気の治療のみでなく，病人の治療を行っていることは了解されている。人間がめざしているものは健康であり，幸福である。たしかに一部の人にみられる「病人志願」「問題者の自認」もあろう。だが多くの人のめざすものは健康であり，ウェル・ビーイング(well-being)である。そこで人間の強さ，長所の自覚とその養成に努力すべきであろう。問題の発見という視点と明るい面の発見という視点は人間がいかに生きるかということと関係している。ポジティブな面を人間に発見し，そのように行動をするように努力することは，予防の意味においても大切である。だがポジティブ心理学は過度な快楽追求をうたっているわけではない。コントロールの加わった自覚的な抑制をめざしている。明るい人生，楽しい人生をめざすといってもこのコントロールの加わったものという意味である。また，良き市民であることは責任感，礼儀というコントロールが大切である。そうでなければソーシャルサポートを受けられるわけはないだろう。

　1997年に来日したバンデューラ(Bandura, A.)は「健康習慣をコントロールすることによって，人々はより長く生きることができるし，健康にもなり，また老化のプロセスを遅らせることができる」とわれわれの「生き方」に強力な助言をしている。バンデューラのいうように「自分の健康に自らが何らかの影響を与えることができるという信念」こそ，生活にも，人生にも，最高の条件だと思うのである。

　バンデューラはセルフコントロールについて次のように述べている。「自らの行動によって望ましい結果を引き出すことができると信じないかぎり，その行動をとろうとする気にはならない。自分の健康に自

らが何らかの影響を与えることができるという信念は，主に次の2つの点で実際に効果をもたらす。まず，より基本的なレベルとして，ストレッサーに対処するという知覚された効力は，健康と病気とを媒介とする生物学的なシステムに影響を及ぼす。2番目のレベルとして，効力についての信念は，変更可能な行動や健康に課する環境的な決定因子に対する直接的なコントロールを促す。このような自己調整メカニズムに関する知識は，効果性が高く，社会的な利用価値の高い健康サービス・システムの発展を導いている」

2001年9月に生じたアメリカ同時多発テロ事件でアメリカ人のみでなく，遠く離れた日本においても心の二次被害を受けた人が多いということが話題になっている。心的外傷後ストレス障害(Post Traumatic Stress Disorder：PTSD)という専門用語も広く普及し，PTSD対策が緊急施策として各国で実施されている。

(4)健康の達成とカウンセリング

健康心理学のカウンセリングについて野口（1997）は「健康心理カウンセラーは，カウンセリングの技術を用いて，健康の定義の三側面である心理的・身体的・社会的ウェル・ビーイングの達成に肯定的な影響を及ぼしていく役割をもつ」とWHOの三側面をあげているが，この統合としての「全人的なウェル・ビーイング」としての生き方に対するカウンセリングが当然考えられる。そして野口は具体的に「心理学で扱われる，認知，学習，発達，動機づけ，情動，パーソナリティなどに関する知識と技術を活用してカウンセリングを行い，クライエントが自発的に，不健康，あるいは危険性の高い行動を健康的で安全なものに変えたり，あるいは健康に必要な新しい行動を発現していくための援助活動を行うこと」とも述べている。

ところで，健康心理学におけるカウンセリングについて考えてみたい。健康心理学の発展を回顧すると，理論部門の研究成果よりも方法部門に関する貢献が著しいし，その社会的評価も大きい。たとえば，

天然痘などの伝染病はワクチンの発明によって完全に除去されている。それに対して，心臓病，高血圧，癌，エイズなどが改めて主役を演ずるようになった。しかし，これらの疾病は生活習慣に強く関係している。喫煙，飲酒，食事，睡眠，運動，交際などの行動要因を改革することによって明白な効果がみられる。

　健全なライフスタイルの形成努力，健康行動の点検・自覚などが新しい健康への方向づけに大きな効果があることがわかってきた。健康心理学的研究の中心は，健康行動，健康習慣に向けられているが，同時に予防についてのプログラムの開発も大きな課題である。健康の維持・増進の研究は，健康心理学の独自の方向として発展してきた。

2 健康心理カウンセリングの発展

⑴健康心理カウンセリングとは

　日本健康心理学会の健康心理カウンセラーの資格制度に当初より取り組んだ初代資格認定委員長の間宮（1997）は，健康心理カウンセリングの役割について以下のようにまとめている。

　健康心理カウンセリングは，単なる一般の「カウンセリング(counseling)」（相談・助言）そのものでもないし，心理療法(psychotherapy)そのものでもない。といって全く別種の技法でもない。問題の種類や事情によっては一般のカウンセリングの技法が用いられることもあるし，心理療法が導入されることもある。特に一般のカウンセリングの技法や助言・指導の態度は，基底として健康心理カウンセリングと共通なものがある。

　①クライエントが健康行動改善のためのプログラムを作成するのを援助や指導し，時には介入する。
　②カウンセリングの諸方法による援助。たとえば，来談者中心カウンセリングや意思決定のための相談，習慣行動の修正に関する相談などの行動カウンセリング。
　③肥満・痛みなどの身体的不調や神経症的変調などの健康問題に関する不安・苦悩に対する心理療法や行動療法による解消などは健康心理カウンセリングの守備範囲といえよう。

　マタラゾー（Matarazzo, J. D.）は「健康心理学者の役割でとくに重点がおかれるべきものはライフスタイルで，ライフスタイルの選択如何によって引き起こされる健康を害する行動を修正することである」と指摘している。

(2)人間主義的立場の基本

　カウンセリングの名称が学術用語としてはじめて使用されたのは1953年に，アメリカ心理学会の「カウンセリング心理部会」として発足したときといわれている。アメリカにおいては，それまで「カウンセリングとガイダンス」部会が，進路および職業指導の役割を果たしてきた。また1950年以前では，心理学の応用部門として心理療法として活動していた。心理学辞典によると，「臨床心理学は臨床的役割にもとづく心理学と考えられ，心理学者の医学的訓練，医者の心理学的訓練の必要性から生まれた分野であった。したがって，その内容も医学心理学や異常心理学を中心とした測定，分析観察などの方法を使って，個人の適応に対する示唆や勧告を提供しようとするもので，応用心理学の一分野とみなされた」と説明されている。また，臨床心理学では，心理テスト，知能検査，投影法などの診断部門に重点をおいて研究を進めてきた。

　しかし，1942年にロジャーズ（Rogers, C. R.）が「カウンセリングと心理療法（Counseling and Psychotherapy）」という論文を発表して，心理学的「counseling」の意味が明確になり，また活動範囲が広まり，それ以前の混沌とした概念を明確化した。むしろカウンセリングという新しい学術用語がロジャーズによって発明されたとまでいわれている。

　1960年代に「個性の心理学」が新しく打ち出され，「人間」中心のカウンセリングに変化し，クライエントが自ら問題を解決する力をもち，その「力」に気づかせるというようにカウンセリングの目標が明確にされた。つまりクライエントは，問題，悩み，苦しみの症状をもった「人」であり，その対象は問題，悩み，症状でなく，「人間」であることは忘れてはならないと公的に発表している。このロジャーズの宣言がカウンセリングの新しい意義を明確にした。その目標は，病状軽減でなく，より満足のいく生活ができるように助言，援助することである。そのためには，人間としての独自性をカウンセラーは常に心得て

いなければならない。独自性，すなわち主観性，主体性についてである。クライエントはユニークな存在であるということを心得て，その上で心理的な原理を利用して助言，援助を与えるのである。

ロジャーズの提案した来談者中心療法 (Client-Centered Therapy) の立場は，次の原理で理解できる。すなわち真実 (real)，受容 (acceptance)，配慮 (caring)，内面的意味 (meaning) の原理である。この原理によってカウンセリングを行うことにより特別な効果があらわれることを述べている。「相手はより深く自分の感情や態度を探り始める。以前には気づかなかった自分のかくされた面を発見しやすくなる。私に大切にされていることを感じると，自分で自分を大切にするようになる。自分の意味するところを理解されたと感じると，自分に耳を傾け，自分の経験の中で進行しつつあることや，前に理解できなかった意味に耳を傾けるようになる」とカウンセリングを通じて「自己」に気づくこと，また自己の尊厳性を自覚することを主張した。

これらの過程を通して，自分の体験していることや内面に起こっていることから離れていたクライエントは，より直接に体験へと近づき始め，今この瞬間に自分の中で起こっていることを感じ，探り始めるようになる。これによって自己否定から自己受容に移り，カウンセラーともっと直接関係することができるようになる。このようにして自分の生活の白黒をはっきりさせようとする態度から，自分の体験を考えてみるという方向に移行し，そうすることの意味を理解し始める。従来のカウンセリングや心理療法が「問題の解決」「治療」に重点をおいたのに対し，クライエントの人間性の自覚や問題の意味に対しての「考え」の修正を促したのである。

ロジャーズはカウンセラーの態度に重点をおいて次の3つの条件をあげている。無条件の肯定的配慮，共感的理解，真実性である。無条件の肯定的配慮 (unconditional positive regard) とは親やその他の人から年少期以来ある行動が無条件に許されず，否定されたり，修正されたりした体験から自分の経験をそのまま受け取り，認めることが

できなくなっているクライエントに対し、カウンセラーは、「自分の経験を選択的に評価したり、歪曲したり」する防衛を解決してやることである。共感的理解（empathic understanding）とはクライエントの感情を共感することにより、クライエントの世界を理解しようとすることである。第3の真実性（genuineness）とは、カウンセラーがクライエントと対面しているときに感じていることと表現が一致していることである。表面的な共感や理解の言葉ではかえって事態を混乱させる。別の言葉でいえば透明性（transparency）である。カウンセラーが自己を偽らず真心をもって対話することこそ真の理解者としてクライエントに受容されるのである。ロジャーズのカウンセリングの目的、カウンセラーの役割の明確な提示は、その後のカウンセリングの発展に貢献したことはいうまでもない。とくに健康心理学の立ち上がったきっかけはこのような人間主義的な立場の承認からであった。

　カウンセリングの新しい立場をロジャーズはこのように説明し、新しい「カウンセリング」の具体的方法を示した。しかし、現在21世紀のカウンセリング理論が次々に生まれている。心理療法とカウンセリングの概念規定も、一概に明確にすることのできない総合的な立場が21世紀の1つの特徴となっている。

(3)認知行動療法的立場

　1つの体験がそのまま体験されるということはあり得ないという指摘がある。ある疾患、ある問題の原因を考える場合その人の信念が関わってくる。体験や現象がゆがんで受け取られる理由の1つはその人の「信念」であろう。この点を取り上げたのがエリス（Ellis, A.）のREBT理論である。

　ニューヨークで1940年代はじめから心理的援助活動を始めたエリスの心理臨床的結論は「理性感情行動療法（REBT）」の理論と実践であろう。彼の健康心理学的センスは現在のアメリカ心理学界においても抜群の人気を得ている。その真髄は健康への人間の願望をいかに充実

させるかという点にみられよう。

　エリスは,「ロジャーズは効果的なセラピーが用いられた後に起こる人間のパーソナリティの変容は一般的に(a)緊張や不安の可能性の減少,傷つきやすさの減少, (b)脅威の緩和,防衛的になる可能性の減少, (c)生活への適応性の増加, (d)セルフコントロールの増加, (e)自己受容の増大と自己非難の低下, (f)他者への受容の増加と敵意の低下,であるといっている。これらはREBTの明確な目標である」と述べている。

　そして,REBTのセラピストもまた,クライエントが不道徳で非理性的な行動をとっていたとしても,彼に対して無条件の受容と許しを与え,彼らがセッション中にどんなことを起こそうとも混乱したり,敵意を表すことはないとも述べている。

　REBTの理論でいう理性(rational)とは,人々が自分の基本的目標や目的を達成することであり,これに対して非理性的(irrational)とはその目標の達成をさまたげる考え方を意味している。

　「REBTは"純粋"に客観的であり,科学的であり,テクニックを重要視しようとしているのではなく,人間の抱える問題やその解決にあたって実存的－人間的アプローチを取ろうとするものである。REBTは非常に理性的であり,科学的ではあるが,その理性や科学性を人々が幸せに過ごすことができるように用いていこうとするものである」。思想的背景は「実存的－人間的アプローチ」であること,すなわち人間を主体的であり,独自の生存の仕方をするという立場をとる。したがって,その人のとる行動がいかに反社会的で悪いものであっても,その人自身が人間として価値がないということはあり得ないという。また「人の行動が場合によっては,たとえ生物学的,社会的,あるいは他の何らかの力によって決定されるものであったとしても,人間の意志と選択が重要な役割を果たしていることを強調するものである」と,その意義を明確に述べている。

　彼の理論的枠組みの基本は,理性的ビリーフ(rational Belief：rB)と非理性的ビリーフ(irrational Belief：iB)を分けて処理しようとす

るものである。理性的ビリーフは「本質的な意味をもつ個人にとって重要な事柄への評価を伴った認知である。それは願望，好み，好き，嫌いなどの形で表現される。人は自分の望むことが得られたとき快や満足という肯定的感情をもち，それが得られないときには不快や不満足の感情を体験する」。これに対して非理性的ビリーフは2つの点で理性的ビリーフと異なる。まず絶対的な(独断的な)性質をもち，「ねばならない」「すべきである」などの形で表現される。次に非理性的ビリーフは，ネガティブな感情を導き，目標追求や達成を大きくさまたげる。

REBTは，その方法の特徴として認知的，感情的そして行動的な技法を用いる。とくにREBTでは宿題を出すなど具体的行動をとらせる。感情的技法として強い対処的ステートメントや理性感情的イメージ，恥かき訓練，ロールプレイング，その他さまざまな劇的で喚起的な技法を用いることによって自分の自滅的な「ねばならない」を捨て去ることができる。行動的には脱感作法，斬新的な宿題，強化と罰による対処，またスキルトレーニング技法などを用いることによって，彼らの「～ねばならない」に対抗してそれを追い払うことができるとしている。

REBTにおけるカウンセリングの特徴は以上のように非理性的ビリーフを理性的ビリーフに置き換える，あるいはその認知にあることを主張している。

2つのカウンセリングの方法をあげたが，これらは健康心理カウンセリングの基本的方向を示している。この他にもマイクロカウンセリング，交流分析，自律訓練法なども活用されている。

(4)将来を展望して

これらをまとめてみると，「健康心理カウンセリング」とは，健康心理学の目的である，健康の維持・増進に必要な生活習慣，行動傾向，行動を形成させる，あるいは不健康習慣や行動を改変させるカウンセリングであるといえる。とくに人間の好ましい健康的行動傾向に焦点をあて，その発展，強化に努めるという原則が根本であろう。

生活習慣，行動傾向，行動を手がかりとして，健康なライフスタイルの形成，強化，改変の相談活動が，健康心理カウンセリングと考えられる。

文　献

Baum, A., Revenson, T. A., & Singer, J. E.　2001　*Handbook of health psychology*.　NJ：Lawrence Erlbaum.

Bishop, G. D.　1994　*Health psychology*：*Integrating mind and body*.　Boston：Allyn and Bacon.

Camic, P., & Knight, S.(Eds.)　1998　*Clinical handbook of health psychology*：*A practical guide to effective interventions*.　Seattle：Hogrefe & Huber Publishers.

エリス A.　本明　寛・野口京子(監訳)　2000　ブリーフ・セラピー――理性感情行動療法のアプローチ――　金子書房
(Ellis, A.　1996　*Better, deeper and more enduring brief therapy*：*The rational emotive behavior approach*.　New York：Brunner/Mazel.)

エリス A.　野口京子(訳)　1999　理性感情行動療法　金子書房
(Ellis, A.　1994　*Reason and emotion in psychotherapy*.　Revised and Updated. New York：Carol Publishing.)

フリードマン M.　本明　寛・佐々木雄二・野口京子(訳)　2001　タイプA行動の診断と治療　金子書房
(Friedman, M.　1996　*Type A behavior*：*Its diagnosis and treatment*.　New York：Plenum Press.)

ギャッチェル R. J.・バウム A.・クランツ D. S.　本明　寛・間宮　武(監訳)　1992　健康心理学入門　金子書房
(Gatchel, R. J., Baum, A., & Krants, D. S.　1989　*An introduction to health psychology*.　New York：Newbery Award Records.)

ラザルス R. S.　重久　剛(訳)　2000　ストレス対処の仕方に関する研究方法上の問題点　健康心理・教育学研究，**6**(1)，1-12.
(Lazarus, R. S.　1999　How we cope with stress.)

ラザルス R. S.・フォルクマン S.　本明　寛・春木　豊・織田正美(監訳)　1991　ストレスの心理学　実務教育出版
(Lazarus, R. S., & Folkman, S.　1984　*Stress, appraisal, and coping*.　New York：Springer.)

間宮　武　1997　健康心理カウンセラーの役割と資格　健康心理カウンセリング――基本ガイド――　日本健康心理学研究所
日本保健医療行動科学会　1988　クオリティ・オブ・ライフと保健医療　日本保健医療行動科学会年報，Vol. 3.
野口京子　1997　健康心理カウンセリングの理論　健康心理カウンセリング――基本ガイド――　日本健康心理学研究所
Snyder, C. R., & Lopes, S. J.(Eds.)　2002　*Handbook of positive psychology*. New York : Oxford University Press.
ストーン G. C.　本明　寛・内山喜久雄(監訳)　1990　健康心理学　実務教育出版　(Stone, G. C. 1987 *Health psychology*. Chicago : The Universiy of Chicago Press.)

《topics》

❖気分よく過ごすために

　気分よく毎日を過ごしたいというのは人間の最大の希望で，それによって生活の楽しさを味わうことができます。毎日起こる出来事も気分に左右されます。

　気分よく毎日を過ごすためにどうすればよいか。多年の気分の理論的研究成果をまとめて「毎日を気分よく過ごすために」という論文を発表したロバート・E.セイヤー（カリフォルニア州立大学教授）の研究を紹介したいと思います。

　気分は生化学的な基盤をもっています。生活上の出来事は気分に影響を与えます。気分はエネルギーと緊張の変動によって生じます。エネルギーは主観的に朝起きたときには低く，正午ごろにピークに達し，それから減少するという日常のサイクルがあります。緊張も朝は低く，午後遅くには緊張が高まります。このサイクルが定型的に毎日生じます。これらのエネルギーと緊張（生理心理学的概念）の定型的なサイクルも状況や事件によって変化します。これらの変化を起こす原因は健康，睡眠，運動，食事，思考，ストレスです。毎日ふりかかってくるストレスがいかに気分を悪くするか，よくわかります。しかし，気分が悪くなると美味しい食事をする，お酒を飲むなど日常生活でわれわれがやっている対策も理にかなっています。

　いやな気分が生ずると，いい気分になろうと動機づけが生じます。いやな気分を何とか調整しようとします。いやな気分でいられないからです。そんなとき無意識的に仲の良い友だちに電話をする，少々お酒を飲む，音楽を聞く，テレビを見るなどは誰もがやっています。それらはエネルギーを上昇させ，緊張を減少させる手段になります。

　セイヤー教授は長年の研究の成果から，よい気分になるためには"運動"をあげています。エネルギーを上昇させ，緊張を逓減させる最良の方法だと推奨されています。たとえば短時間"きびきびと歩く"ことは気分によい影響を与え，1時間以上もいい気分にします。急ぎ足での散歩のような適度の運動もエネルギーの増加に効果があります。激しい運動は直後に疲労を感じさせますが，エネルギーを上昇させます。よい気分にするのは新しいことを始める動機を増強するのに絶対的な方法です。緊張を減少するためには瞑想も効果があります。ヨガ，お風呂に入るのも緊張を解きほぐすことができます。そして何よりもこのよい気分で睡眠や休息をとる時間を迎えたときには，完璧なリラクセーションをもつことができるでしょう。　　　　　　（本明　寛）

第2章
健康心理カウンセリングの理論と方法

1 健康心理カウンセリングの概説

　人間の行動が習慣化し自動化すると，気づかないうちにその影響が蓄積されその人の生活そのものを支配することになる。もし，その習慣が身体に悪影響を与えるような食行動や異常な性行動であったり，喫煙行動やタイプA行動などであれば，やがて生活習慣病を発症させることになる。生活習慣病への健康心理学的アプローチとして，あるいは身体への影響が出ない前にそのような悪習慣を変える方法として，さまざまなカウンセリング技法が用いられている。
　健康心理カウンセリングに用いられる技法の基本的な原理は，臨床心理学の領域や精神医学領域での心理療法や精神療法で用いられる技法と異なるわけではない。催眠法を源流として発展した精神分析や自律訓練法，行動科学の成果を基盤にして発展した行動療法や認知療法などをはじめとして広義の心理療法の数は現在400種類を超えるといわれているが，それらの多くは健康心理カウンセリングで用いることはできるとしても，とくによく利用できる技法は行動科学を基盤にした

表2-1　健康心理学と臨床心理学の比較

	健康心理学		臨床心理学
目的	健康増進 （一次予防）	健康維持　疾病予防 （二次予防）	疾病治療 （三次予防）
方法	健康教育	カウンセリング	心理療法
主対象とする 病理的問題	行動的側面 （生活習慣・行動傾向など）		心理的側面 （不安・恐怖など）
健康／疾患	健康的段階 （ポジティブ）		病理的段階 （ネガティブ）
医学との関係	行動医学　身体医学 （予防医学）		心身医学　精神医学 （治療医学）
対象	組織	家族	個人
時間的展望	未来	現在	過去

方法が中心になる。

　健康心理カウンセリングと従来の臨床心理実践におけるサイコセラピーやカウンセリングにおける目的や対象などを模式的に整理してみると，表2-1のようになる。

　ここではそれらのうちでも健康心理カウンセリングにおいて，とくによく用いられる代表的な方法である認知行動療法，交流分析，自律訓練法，理性感情行動療法と，カウンセリングの実践的学習によく用いられるマイクロカウンセリングについて学ぶ。

1　認知行動療法

　1960年代に入ると，それまでサイコセラピーやカウンセリングの領域で主流であった精神分析と来談者中心療法に対する第3の治療法として，行動療法が開発された。行動療法はパブロフ（Pavlov, I. P.）の古典的条件反射やスキナー（Skinner, B. F.）のオペラント条件づけに基づく学習理論を基盤にして開発されたが，実験結果から導かれる科学的論理的立場を重視するあまり，日常の人間行動に大いに影響を及

ぼしている認知を棚上げにする傾向があった。認知行動療法は，人間の行動における認知，態度，信念などの役割を再認識し，それらに働きかけることによって行動を変化させようとするもので，それまでの行動療法を一歩進めたものといえる。

2　交流分析

交流分析は，精神分析の流れをくんでいる。人間の物の見方・考え方，人間関係のもち方や行動パターンは，「批判的な親(CP)」「保護的な親 (NP)」「おとな (A)」「自由気ままな子ども (FC)」「従順な子ども (AC)」と名づけられた5つの心の状態のあり方によって規定されていると考え，そのいずれの心の状態が優勢か，なぜ優勢になっているのかを分析したり，5つの心の状態の全体像をプロフィール（エゴグラム）によって理解し，その人特有の認知傾向，行動傾向，人間関係のもち方などをよい方向に変えるために役立てようとするものである。

3　自律訓練法

自律訓練法は，ストレスによる緊張や不安を低下させるセルフコントロール法として，健康心理カウンセリングで比較的よく用いられる基本的な方法である。具体的には，定式化されている自己教示的語句を心の中で反復暗誦しながら段階的に心身のリラックスを得ることによって，筋緊張の低下や皮膚温の上昇などの生理的変化を起こし，自律神経系を調整し，心の安定を得るための方法である。

4　理性感情行動療法

理性感情行動療法は，クライエントの心身の健康に悪影響を与えて

いる物の見方・考え方，感じ方，行動のとり方を見出し，それらの認知，感情，行動などが健康な方向へと変化していくように援助するカウンセリング技法である。理性感情行動療法はその名称が示すように，人間の健康な心理的プロセスの中で重要な位置を占める健全で合理的な(rational)物の見方を養い，その心理的プロセスに伴う適切な感情(emotion)と行動(behavior)を身につけていくための治療法(therapy)である。

5　マイクロカウンセリング

　マイクロカウンセリングは，交流分析とか認知行動療法といった理論的背景が異なるさまざまなカウンセリングの過程に共通して含まれている「マイクロ技法 (microskills)」，たとえばクライエントとの関わり方，観察の仕方，質問の仕方，クライエントの感情面への関わり方，助言の仕方，テーマの取り上げ方など，カウンセリング過程において必要な技法の小単位を，実践的に学べるように工夫されたカウンセラー養成法である。

　次節以降で，それぞれについてもう少し詳しく学ぶことにしよう。

2 認知行動療法

はじめに

　認知行動療法（cognitive behavior therapy）とは，1950年代に誕生した行動療法（behavior therapy）に，各種の行動・認知の変容技法と理論が取り込まれてまとまった，1つの心理治療の体系である。
　従来の行動療法は主に，いわゆる不安障害や習癖に対する条件づけ療法，応用行動分析（applied behavior analysis）による行動変容を柱とする技法体系であった。その後認知行動療法は，モデリングなど認知媒介による学習理論，ベック（Beck, A.T.）の認知療法（cognitive therapy），エリス（Ellis, A.）の理性感情行動療法（Rational Emotive Behavior Therapy：REBT）など，認知や信念の修正を軸とする理論・技法との統合が進められ，より包括的な治療体系として広まった。現在では本格的な心理治療の領域だけでなく，一般の心理カウンセリングや健康マネジメントなどの領域でも，多くの認知行動療法技法が用いられている。
　ところで，もともと行動療法における「行動（behavior）」とは，情緒反応や思考（無意識的な情報処理も含む）までを意味する学術用語である。したがって，「行動療法」と"認知"行動療法」の間に実質的な違いはない。本節以下では，一貫して「認知行動療法」という表記をとるが，それらすべてをそのまま「行動療法」と置き換えても支障はない。

1　認知行動療法の効果が確認されている健康トラブル

　認知行動療法そのものは，表2-2にあるとおり，きわめて広い範

表 2－2　認知行動療法が適応とされる健康トラブルの範囲（国内外の最新の資料複数から筆者が任意にピックアップしたもの）

うつ病(気分障害)／抑うつ傾向／統合失調症(その社会復帰)／幻覚と妄想／人格障害／恐怖症／社会恐怖（対人恐怖）／パニック障害と広場恐怖／強迫性障害／外傷後ストレス障害(PTSD)／レイプなどの犯罪被害／災害被害／身体表現性障害／心身症全般／性機能障害／異常性愛／物質依存／ドメスティック・バイオレンス（パートナーの暴力，子から親への暴力含む）／カップル間の問題／育児支援／病的ギャンブル／児童の抑うつ／行為障害（いわゆる非行）／精神遅滞／ADHD／LD／広汎性発達障害(自閉性障害およびアスペルガー障害など)／神経性習癖全般／排泄困難／チック障害／不登校／いじめ被害・加害／虐待被害・加害／学校不適応全般／非行など／観念失行症（リハビリテーション）／摂食障害／肥満／学生相談／骨髄移植患者・ターミナル患者・慢性疼痛患者などの心理的適応／老年期の危機／疾病予防全般

囲の，心身の障害や問題行動・困難・苦痛（以下では，「健康トラブル」と呼ぶ）の援助に貢献している。

　認知行動療法は，「ある心理的困難（問題・症状）は，いったいどのような『こころのあり方（心理学的構成体）』によって引き起こされたのか」という疑問に，本質論として答えるための理論や技法ではない。健康トラブルに巻き込まれた人々に対して，具体的で実効ある援助を進めていくための拠りどころとしての技術であり，それを支える理論である。

　日本語で「行動」といえば，一般には，「こころ」とは別次元のもの，場合によっては対比されるもの，というイメージがある。そのため少なくともわが国では，行動療法の対象とするところ，あるいはその方法論に関しては誤解が少なくない。にもかかわらず，認知行動療法は，実質的な効果をより確実に期待できる，多数の実証科学的な検討に裏づけられた（evidence based）医療および対人援助法として，その評価はわが国においても着実に高まってきている。

2　解決を志向するアプローチとしての認知行動療法

　認知行動療法では，さまざまな健康トラブルの持続・悪化を，「ある1つの原因が一方向的に生み出したもの」ではなく，「そこに，何らかの悪循環が起こっている状態」ととらえる（この点で，いわゆるブリーフセラピー，とくに解決志向アプローチとの共通点は多い）。

　「心はモノではない」という意見に多くの人は同意する。ところがその一方で多くの人は，しばしば，あたかも心がモノであるかのように理解することが多い。「心が傷つく」という表現もそうである。

　身体医学では一般に，からだという構造体のどこかに病変があること，あるいは，からだという構造体にウィルスなどが感染したことがトラブルの原因であると理解していく。このパラダイムをそのまま心に，あるいは，家族などの集団心理に援用し，心理的な問題の背後に特定の「原因」を仮定していく臨床心理学的アプローチもあるのだが，認知行動療法はそれらとは根底から異なる。

　認知行動療法では，特定の心理学的構成体ではなく，人のふるまいが生む機能，つまり，周囲に及ぼす働き，流れ，展開の中にあるパターンに着目する。このような「やりとり」の過程を，「（経験によって変化していく，可塑性のある）習慣行動」という単位でとらえる作業が介入の基礎となる。

　健康心理カウンセリングにおける相談依頼や主訴の大半は，個人内の悪循環ないしは個人間の悪循環として（多くの場合，個人内の過程と個人間の過程の両者が絡み合ったものとして），カウンセラーの前に提示される。

　個人内の思考，感情，ふるまいなどにおける習慣としての悪循環から，家庭や学級，職場集団など，多数の人間の言動のやりとりにおける悪循環までを対象とすることが，表2－2に示したような認知行動療法が適応とする領域の広さを支えている。

3 悪循環の図式化と援助作業のための事例理解（見立て）

　健康トラブルを認知行動療法によって援助するための第一歩は，クライエントを取り巻く悪循環を図式化する作業である。この作業によってできあがった図式は，援助作業を進める専門家（カウンセラー）にとって地図であると同時に，クライエントに対して，「①援助者としてトラブルをどのように理解したか，②その理解に基づき援助者は，改善のためにいかなる共同作業を進めていくことが望まれると判断したか，③その作業を進めるにあたって，援助者とクライエントがお互いに確認しておくべきことは何か」などについて，できる限り明確に示す（インフォームド・コンセント）ための基礎資料ともなる。

　悪循環の図式化作業においては，「ある刺激A（物理的なもの，または，身近な人のふるまい）は，しばしば，ある人物のBというふるまいを引き起こし，この人物のふるまいBは，しばしば，Cという現象を引き起こす」という，三項随伴性（手がかりとなる先行刺激，行動，環境の変化，の3つの項目）という枠組みが基本単位になる。

　認知行動療法によって援助しようとしても，ある行動をその環境との関係で位置づけることができずに，クライエントの心の中のあるエネルギーの多寡（やる気のなさ，寂しさ，攻撃性，劣等感など）が原因で問題行動が繰り返されている，というような図式化を進めてしまうことがある。これでは具体的な「解決」のヒントやきっかけは見えにくい。そのような技法と図式化の不一致は，「問題解決を志向して援助が開始されたものの，『解決はきわめて困難である』という印象がクライエント本人とカウンセラー自身の中で強まっただけ」の結果に終わることは避けなければならない。

　認知行動療法の各技法は，たとえ，普段は認知行動論以外の理論によって健康トラブルを理解しているカウンセラーにとっても，有効な援助手段になる。しかし，認知行動療法の技法を進める際，上述のよ

うな図式化の作業が行われていないと，いわば技法と対象がかみ合わず空転する。

三項随伴性の枠組みは，個人間のやりとりの説明に便利であるが，個人内のやりとりの図式化にはやや使いにくいところがある。個人内のやりとりを理解するためには，認知療法の手法である，「ある出来事がクライエントの内部にある思考（自動思考）を引き起こし，これがある望ましくない感情を生む」という単位を基礎とした分析方法が便利である。

たとえば，あるイメージが浮かんだことが引き金になって，恐怖感情が高まり，それがある場面・刺激から避けるというふるまいをとる，あるいは，ある儀式的行為を心の中でこっそり繰り返すと安心できる，というような個人内の流れが確認できれば，それについて図式化をすすめる。

4　スキルとコーピングをその機能からとらえる作業

対人スキルとは他者の行動に影響する何らかのふるまいや言動のことである。より厳密に表現すれば，相手のある行動の生起に影響する（平たくいえば，相手にとって何らかの意味のある）ふるまいや言動のことである。

ある場面で，ある人間関係において，望ましくない結果を自他に及ぼすことなくある成果を生むスキルが優位となり，期待される成果は生まず，むしろ望ましくない結果を自他に及ぼすことが多いスキルが減少すれば，健康トラブルは解消に向かう。しばしば誤解があるが，スキルはその文脈を離れて適応的であるかどうかを決定しても意味はない。

小学校の教室での授業中，教師のやさしい問いかけに対して，「やめてくれー」と大声を出す行動は，「授業の流れが中断する結果」あるいは，「担任との交流が展開されるのを回避する」といった成果をもたら

す。これが繰り返されると，クラスの中で「扱いが困難な問題のある子」として事例化していくことになる。しかし，同じくクラスの中の授業時間中の出来事であっても，いじめっ子が後ろから叩くのに対して「やめてくれー」と大声を出す言動は，「発覚することを恐れつつも，いじめをしたい」いじめっ子生徒の行為をその場で直ちに抑止し，かつ，他の状況でもいじめられにくくする。

つまり，同じ授業中という場面での同じふるまい（ここでは，「やめてくれー」と大声をあげること）であっても，それぞれの循環の仕方（いわば，文脈）によって，機能はまったく異なる。

コーピングとは，個人の中で何らかの機能を果たす，能動的なふるまいや思考のことである。結婚式の披露宴でスピーチをする際に，「どうせ誰も真剣に聞いていないのだから，無難に短く話せばいいや」という割り切り思考を抱くことで，落ち着けることがある。そのほか，深呼吸をする，「練習してきたのだから大丈夫」と考える，などの認知活動もみな，スピーチ不安低減のためのコーピングである。ただし，この場合も，先の例と同様，文脈，タイミングによって，あるいは個人特性によって適応的にもなり，逆に悪循環をまねくこともある。スキルと同様，コーピングもその文脈を離れて，普遍的に適応に寄与するかどうか，評価することはできない。

ちなみに，古典的精神分析学でいうところの防衛機制も，認知的で，無意識的に働くコーピングの例である。精神分析学が示唆するとおり，あるいは，ブリーフセラピーが示唆するとおり，「解決のための試みが，しばしば健康トラブルを維持・悪化している」との認識は，認知行動療法による援助のうえでも重要である。

話題をもとに戻すが，認知行動療法のエッセンスをまとめると，困難，問題，障害，苦痛を維持している悪循環を図式化し，その中の，あるコーピング（繰り返される努力，試み）に焦点をあて，そのスキルやコーピングの果たしている機能（意味，役割）をよく評価したうえで，別の，悪循環がさほど不都合とならず，苦痛を生まない，いくら

かでも適応的なスキルやコーピングに置き換えることができるように援助すること，ということになる。認知行動療法のあらゆる技法は，ある問題や障害において，この作業を効率よく進めていくための工夫が定式化されたものである。

5　認知行動療法による不安と回避の変容

　怖いモノや場所からは，速やかに逃げる，あるいは事前に避けるのは当然である。ただし，「わずかでも恐怖が予期されれば避ける」パターンが固定化すると，それ自体がより深刻で慢性的な健康トラブル，つまり，「やりたいことがやれない」という問題や「生活が狭く，楽しめない」という苦痛を生み，恐怖症や強迫行為といった障害を維持せしめる。

　このような場合，認知行動療法では少なくとも以下の３つの方法が考えられる。①理屈（考え）に先立つ情緒的な混乱（生理的緊張を含む）をリラクセーション等によって低減していく，②怖い刺激や場面において普段だったら「直ちに」選択するであろう回避行為を，何らかの工夫で実行しないで一定時間経過する経験を増やす，③「怖がる必要は何もない」というような思考につながり，かつそれが，維持できるような認知的な練習を考案して繰り返す。

　技法としては，①であればリラクセーションを用いた系統的脱感作法（自律訓練法や筋弛緩訓練などによる），②であれば暴露反応妨害法，③であれば認知療法（ソクラテス的対話，思考記録表の作成，行動実験などの組み合わせ）などが考えられる。

　いずれの技法であっても，クライエントにとって同化（新しいスキルやコーピングのバリエーションを導入し，習得する），あるいは調節（これまでのスキルやコーピングをより適切なものにモデルチェンジする，あるいは別のバリエーションで対応できるように習慣化する）がスムーズに進むように，さまざまな面で創意工夫が必要になる。

技法が複数用意されていることは認知行動療法の大きな強みである。これによって，①援助者にとっては「取り組みやすく」，かつ②クライエントにとっては「より有難みの大きい」変化を効果的に作り上げていくことができる，からである。

6 望ましくない習慣の変容

とらえどころのない漠然とした不安，不満，緊張などを一時的に緩和するために，自らの皮膚にカミソリなどをあててしまう，という自傷行為が，とくに若い女性を中心に増えているという。

このような，周囲の者に緊張をもたらすような問題行動においても，人格構造や障害のラベリングとパターン化を進める前に，そこで繰り返されている，個人内ないしは個人間の悪循環の図式化をていねいに行うことで，解決や改善のヒントが見えてくる。

認知行動療法における情報の収集の基本は，どのような状況で，どのようなきっかけにより，どのようなふるまい，思考，内的感情，表出される感情が出現し，それによって，いかなる変化が本人自身あるいはその周囲に起こることが多いか，という対応関係についての情報をていねいに拾っていくことである。ここでは，すでに述べたように，個人間の過程には三項随伴性，個人内過程には「出来事と思考，感情」の単位で情報を収集していくことになる。この際に，例外（たまたま問題が生じなかったエピソード）に着目し，そこにあるコーピングを確認することで，有効なヒントが得られることが多い。

「いつもならカミソリをあてたくなるような気分であったのに，何とか傷つけずにやり過ごすことができた」という1つのエピソードから，ていねいに（できれば，やや明るくなごやかに，軽くユーモアを込めて）情報を収集していく。たまたまテレビ番組で気が紛れた，昔のアルバムを眺めていた，新しいCDの音楽をかけた，母親がおやつを持ってきてくれたので会話した，など，問題となる習癖のもつ機能（もや

もやを忘れる，イライラを解消する，孤独感を紛らわせる，人の気を引く，など）を置き換えることができればよい。

最初からより完全なスキルやコーピングの習得をねらう必要はない。誰でも小さいころから無数の心理的トラブルを経験してきているが，そのときどきでの偶然も関与した試行錯誤のすえ，「いくらかまし」な対人スキルやコーピングを，という手を打つことに成功し，乗り越えてきた，といえる。スキルやコーピングというものは，多くの場合，らせん階段を上るように徐々にモデルチェンジされていくものである。

認知行動療法も，そのような，偶然にも左右されながら発揮されるクライエントの「適応力」を最大限に生かしながら，過大な無理がかかることなく進められていくべきである。

機能する対人スキルやコーピングは生かし，悪循環をもたらす，不適切な対人スキルやコーピングが選択される確率が低くなることを目標として，あらゆる具体的な状況設定，課題設定を提供することが，対人援助の専門家としてのカウンセラーの役割であろう。

まとめ

以上，認知行動療法によるカウンセリングの概要を解説した。数多くの技法や介入パッケージについては，対象となる障害・問題行動・苦痛や困難に応じた援助のガイドラインがある程度，明らかになりつつある。それらについては，それぞれの文献を参照していただきたい。

3　交流分析

はじめに

フロイト派の精神分析医としてのトレーニングを受けたバーン（Berne, E.）は，その後，交流分析（Transactional Analysis：TA）の理論を

打ち立てた。彼はあたかも人の体の解剖図を示すように，心の構造を明確に示して説明をしている。正常なことと対比して病んでいることを述べるのではなく，人の心をMRIで診断するようにいろいろな角度から検討して理解している。自分を知り自分らしさを探すのに役に立つ。さらに，その名のとおり人とのやり取りの中で何が起こっているのかを解明する。そして自分を変えようとする人に役に立つ心理療法の1つでもある。

1　交流分析の哲学

　交流分析では，人間や人生の目標についての次の3つの考え方をもっている。
・人は誰でもOK（OK：人間の存在そのものの価値・重要さ・尊厳は同じレベルにある）。
・人は誰でも考える能力をもつ（重症の脳障害の人を除いて）。
・人は自分の運命を決め，そしてその決定は変えることができる。
　まとめて言えば，自分の感情・思考・行動に責任をもつということである。

2　交流分析理論の概説

(1)自我状態
　感情・思考・行動の一連のまとまりを自我状態という。
　自我状態は3つの部分から成り立っている
　①「子ども」の自我状態（Child：C）：子どものときのさまざまな経験が含まれている。私たちが子どもの頃に感じたり，考えたり，行ったりしたと同じようにふるまっているとき，この自我状態にいるという。
　②「親」の自我状態（Parent：P）：私たちが育つときに，私たちに

影響を与えた大人たちの自我状態を取り入れている。この親的役割をした人たちの感じ方，考え方，行動を真似しているとき，この自我状態にいるという。

③「成人」の自我状態（Adult：A）：上記2つの状態と異なって，過去の生育歴などに影響されず，「今」「ここ」での反応としての感情，思考，行動をしているときにこの自我状態にいるという。

さらにこれらは5つの部分に分かれる。この5つの自我状態のどの部分にいるか，その態度や言葉から識別することができる。

①「自由な子ども」（Free Child：FC）：大人の期待などに関係なく自分のしたいようにしているときの自我状態。これが私たちの生きるエネルギーとなる。声の調子や態度がリラックスしている。

②「適応する子ども」（Adapted Child：AC）：親や周囲の大人の期待に応えようとしているときの自我状態。少し緊張して他人を意識している。上目遣いだったり，首をかしげているかもしれない。

この部分が逆転すると

③「反抗する子ども」（Rebelious Child：RC）：大人の言うとおりにはならないということ。投げやりな物言いや，態度。

④「養育する親」（Nuturing Parent：NP）：子どもを育み支える親が，私たちを世話したように自分を世話し他人の世話をしているときの自我状態。多少前かがみで，にこやかでやさしい物言い。

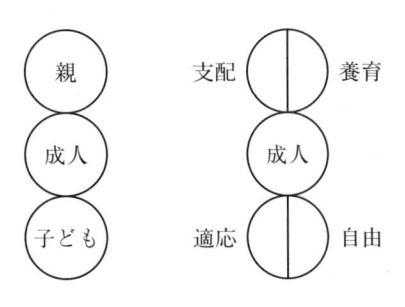

図2−1　自然状態のモデル

⑤「支配の親」(Critical Parent：CP)：親から受け取った価値観やあるべき姿を示して，まるでその親と同じようにふるまっているときの自我状態。時には一方的に押し付けるかもしれない。毅然として強い口調。怒鳴る声。

私たちは，この5つの自我状態を必要に応じて自由に使うことによって，自分自身や他人との不愉快なやり取りから抜けることができる。

(2)やり取り分析

やり取りというのは刺激と反応の組み合わせである。3つに分類できる。

・平行交流：平行交流は，刺激に対して期待通りの反応があり，長く続く可能性がある。親が説教しているそばで，子どもが首をうなだれている状態。長電話のおしゃべりなどである。
・交叉交流：交叉交流は，刺激に対して予期しない反応が起こっている状態。緊張が起こり，一瞬，交流は途切れる可能性がある。交流を続けるにはそれぞれの自我状態を変えて平行交流にする必要がある。「お茶にしましょうか」「あんたは暇でいいね」「今何時？」「時計を持ってないなら買ってあげるわよ」といったやり取りである。
・裏面交流：裏面交流というのは，社交のレベルのメッセージ（目に見える）と心理的なレベルのメッセージ（無意識）の2つが同時に発せられる。たいていの場合，交流の結果は心理的なレベルで決ま

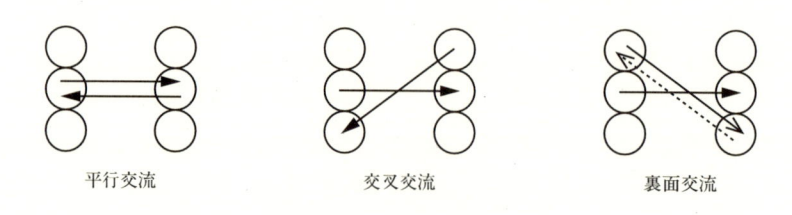

平行交流　　　交叉交流　　　裏面交流

図2-2　交流のモデル

る。後で述べる心理ゲームは，この裏面交流を必ず伴っている。「今何時？」「うるせーな」というこの親子のやり取りで，それぞれの心理的なメッセージは「何時までテレビを見ているの。明日試験でしょ」「親の言うとおりにはならねーよ」であるかもしれない。

つまり試験を前にごろごろとテレビを見ている息子の背中には，彼の秘密のメッセージが書かれていて，母親はそれに反応してしまう。息子を怒らせないように穏やかに言ったつもりが，息子は反抗的に反応。母親の心理的なメッセージに反応している。心理的なメッセージというのは，自分自身も気づかないものである。

(3) ストローク

昔からいろいろな人が，「人は触れられることなしには成長しない」といっている。このことについてバーンはストロークという言葉を使って説明している。ストロークとは，その人を認める行為のことである。ストロークを3つに分類する。

① 言語的なものまたは非言語的なもの：「おはよう」，目を見る，手を振って合図をする。
② ポジティブなものまたはネガティブなもの：「大好きよ」，抱きしめる，「大嫌い」，なぐる。
③ 無条件のものまたは条件つきのものがある。「愛してるよ」「馬鹿ヤロー」「そのコート，ステキね」「そのやり方はよくないよ」。

ストロークを理解するのに役に立つ詩があるので紹介する。

「もしあなたがそっと優しく私に触れてくれたら，もしあなたが私の方を向いてほほえみかけてくれたら，もしあなたが時々，あなたが話す前に私の話に耳を傾けてくれたら，私は成長するだろう。本当に成長するだろう。ブラッドレー（9歳）」(James & Jongeward, 1971)

(4) 値引き

問題を解決するのに必要な情報を気づかずに無視することを値引き

という。ひどいいじめにあっていて，ついに自殺をする子どもがいる。周囲の人は「いつもニコニコしていたのに…」と言う。いじめられて苦しいのに笑っている。自分自身でその苦しさを無視しているので他人にも伝わらない。バーンはこの笑いを「絞首台の笑い」といっている。

(5) 心理ゲーム

　繰り返し行われるやり取りで，双方がいやな気持ちを味わって終わるものを心理ゲームという。必ず裏面交流を伴い，双方の気づきがないのが特徴である。軽い言い合いから殺人まで深刻度はさまざまである。電話で悩みを訴える友だちがいる。世話焼きな人はあれこれ助言をする。相手は急に不機嫌になって，「別にあなたにあれこれ言われたくないのよね」と言って電話を切る。「いったい私が何をしたっていうの…」その人は無力感に打ちのめされるかもしれない。そしてまた数日後，同じことが繰り返される。お互いにいやな気持ちを味わいながらも，何が起こっているのか気づかない。

(6) 人生の立場

　人は7〜8歳くらいまでに自分や他人に対する基本的な思い込みをする。それを人生の立場といい，4つに分けられる。
- わたしはOKである，あなたはOKである：一緒にやっていく，健康な立場。
- わたしはOKでない，あなたはOKである：〜からの逃避，憂うつな立場。
- わたしはOKである，あなたはOKでない：排除する，偏執的，被害妄想的立場。
- わたしはOKでない，あなたはOKでない：行き止まり，不毛な立場。

(7) 人生脚本

　無意識の人生計画で，子ども時代に子ども自身が決断するもの。人は誰でも，その親や親代わりの人とのやりとりや経験から，自分が生き抜いていくのに役に立つと思う決断をする。そしてその決断に基づいて自分自身の物語を，7～8歳頃までに書く。この自分で気づいていない人生の物語を，人生脚本という。後に人々が自分で気づかずに問題を引き起こしているときに，その解決に脚本分析が役に立つ。交流分析の基本的な柱である。

(8) 交流分析のゴール

　自律性（気づき・自発性・親密さ）の獲得をめざすために，あるいは脚本から自由になるために，交流分析を活用することができる。

(9) 交流分析の応用

　グールディング（Goulding, R. L.）は，「セラピスト（Therapist）はレイピスト（The rapist）であってはならない」といっている（Goulding & Goulding, 1978）。交流分析を使っての相談や治療は，自分が何を変えたいのか，どこへ向かって行きたいのか，自分の意思をはっきりとして契約を結ぶことから始まる。そのことによって，今まで自分の人生で出会った重要な人の顔をその相手に貼りつけること（精神分析でいう転移）や心理ゲームに陥ることを防ぐ。
　ここに一例をあげる。
　「A子さんは経験を積んだ32歳の会社員。数か月前に上司が代わってから，元気が出ない。不眠になり食欲もない。仕事がはかどらず何かにつけてマイナス思考になってしまう。今までは有能社員として頼られていた自分に何が起こったのか…。上司は，口やかましくて高圧的。ほめることがなく細かなミスを見つけてはけなす人。過去に同じようなタイプの人に出会ったことがあるか…？　そうそう，母親にそっくりだと気づく。幼い頃から脅され叱られて，いつも母親の顔色を気に

していたことを思い出す。大学に入って一人暮らしを始めた頃から，伸びやかに好きなことをして自信をつけていった。ときどき母親と会うが，長く一緒にいることがないので気が楽だと言う。母親によく似た上司の前でA子さんは，幼い頃と同じように上司の顔色をうかがって"自信のない子"（AC）になっているのかもしれない。上司の顔に母親の顔を貼りつけている可能性がある。そのことを心に留めて，上司の前では背筋を伸ばして少しあごを上げた姿勢で（A）"これは上司で，母親ではない" "私は5歳ではなく，経験のある32歳だ"と自分自身に言うことで問題は解決するかもしれない」

4　自律訓練法

1　自律訓練法とは

　自律訓練法は，無理なく段階的に心身の弛緩状態が得られるように構築されている体系的な自己調整技法である。自律訓練法は，これまで心身症や神経症，自律神経失調症などの治療法として用いられてきたが，現在では心身の健康を維持・増進するための基本的な方法として，健康心理学の領域で広く利用されるようになった。
　自律訓練法が健康心理学的実践における基本的な技法の1つになってきた理由をあげてみると，①集団で指導することができるので，職場や教育現場などで利用しやすい。②単に主観的な変化が起こるだけでなく，皮膚温の上昇や血圧の低下など，生理的レベルでも変化が起こることが知られており，多くの生活習慣病に有効であることが確認されている。③健康心理学的実践で用いられる基礎的標準練習，すなわち重・温感練習では，練習の際の原則さえ守れば，副作用が起こる

ことは考えにくく，適用範囲が広い。④実践のために特別な器具を必要としないために，気楽に練習に取り組むことができる。⑤練習を身につけてしまえば，どこでも，たとえば通勤電車内でも職場でも練習が可能である。⑥練習しやすい時間帯はあるが，原則としていつでも行うことができる。⑦練習は毎日2〜3セッション行うが，訓練時間が短く，気楽に行うことができる。

ここでは，自律訓練法の具体的な実践技法を中心に述べることにする。

2　自律訓練法の定義

その技法も含めて自律訓練法を包括的に定義すると，以下のようになる。

すなわち自律訓練法とは，「簡潔に公式化された自己教示的語句を反復暗唱しながら，その内容に受動的注意集中(passive concentration)を行うことによって，段階的に，心身の相対的緊張状態から弛緩状態へ，心身を活動させるのに都合のよい中枢神経系の機能的状態（反ホメオステイシス状態）からエネルギーを蓄積し疲労回復を進めるうえで都合のよい状態（向ホメオステイシス状態）へと変換し，生理的，心理的，社会的，精神的な各次元での機能的変換を図るための，体系化された心理生理学的健康法，治療法ないしは訓練法であり，非特異的心身調整法である」。

3　標準練習

自律訓練法は，「基礎練習」と，その練習を基盤にした「上級練習」からなる。基礎練習は通常「標準練習（standard exercise）」と称され，背景公式も含めると以下の7段階から構成されている。

　背景公式（安静練習）：「気持ちが（とても）落ち着いている」

第1公式（四肢重感練習）：「両腕両足が重たい」
第2公式（四肢温感練習）：「両腕両足が温かい」
第3公式（心臓調整練習）：「心臓が（自然に）静かに規則正しく打っている」
第4公式（呼吸調整練習）：「（自然に）楽に呼吸をしている」
第5公式（腹部温感練習）：「お腹が温かい」
第6公式（額部涼感練習）：「額が気持ちよく涼しい」

4　標準練習による効果

　標準練習を習得することによって，さまざまな健康維持・増進的効果や治療効果が得られることが知られている。これまでとくにストレスに伴う緊張や不安を基盤に発症している心身症や神経症の治療に用いられてその効果を発揮してきたが，その後，病気の予防や健康増進にも広く用いられるようになってきた。
　自律訓練法の創始者シュルツ（Schaltz, J. H.）は，その効果として，①疲労の回復，②情緒の安定，③自己統制力の増大，④仕事や勉強の能率を高める，⑤痛みや苦痛の緩和，⑥内省力や自己向上性が増す，など，生活全般の幅広い領域での非特異的効果をあげている。また，最近の心理学的実験研究によって，①心身の健康が得られ，仕事や日常生活に積極的に取り組むようになること，②疲労の回復が得られ，消極的態度が減少すること，③開放性が増し，外向的になること，④不安や抑うつ傾向が減少すること，⑤情動刺激や興奮性が低下すること，などが明らかにされている。

5　上級練習

　標準練習を習得することで心理的・生理的生体機能は全般的に緊張状態から弛緩状態へ変換される。この状態は自律性状態(autogenic state)

と呼ばれ，心理的には被暗示性の亢進，心身の疎通性の増大，視覚的イメージが浮かびやすい傾向，自我の一時的・部分的退行などの特徴がある。生理的には交感神経優位から副交感神経優位へ，心身全般の体制は自然治癒力の働きやすいホメオステイシスを助長する状態，すなわち「向ホメオステイシス状態」へ，また脳の体制は，エネルギーを積極的に活用するのを促進する「エルゴトロピック状態」からエネルギーを蓄積したり疲労回復を促進する「トロフォトロピック状態」へ切り替わるという特徴がある。

上級練習は，標準練習の習得によって得られる以上のような特徴を積極的に活用するために考案された特殊練習である。

①黙想練習：標準練習中には意識水準が低下して，視覚的イメージを浮かべやすくなる。この傾向をさらに積極的に段階的に訓練して，最終的には精神分析で行われる自由連想法を，言葉によるのではなくイメージを用いて進めていく方法である。

②時間感覚練習：仕事などの都合で，いつもは覚醒することのない早朝に起きなければならないようなとき，多くの人が目覚まし時計の鳴り始める直前に目が覚めるという経験をしている。これは一種の無意識的な精神活動によるものと考えられる。時間感覚練習は，その傾向を訓練する特殊練習である。

③空間感覚練習：この方法は眼からつま先に至る左右対称の身体部位の間に注意を向けていくことによって大脳両半球の機能統合を図ることを目的にした方法である。

④自律性修正法：自律訓練法が催眠法の研究を基盤にして開発されたことからもわかるように，自律状態では被暗示性が高まっており，言われることを素直に受け入れる傾向がある。この自律性修正法は，従来の自己催眠法を自律訓練法の理論にあわせて進めていく方法であり，感情や認知の変化をめざす意志訓練公式と生理的変化を目標にする特定器官公式がある。

⑤自律性中和法：自律訓練法を行っているときに，からだの一部がピ

クピク動いたり，からだ全体が浮上するように感じたり，急に過去の出来事が思い出されるなどの心身の変化が誘発されることがある。このような心身の変化は，心身がよい方向へ変化していく過程で生じる現象と考えられており，「自律性解放」と名づけられている。このような心理生理的カタルシスともいえる治療的過程を積極的に進めていく技法が自律性中和法である。

6　練習方法

　自律訓練法の具体的な方法について，順を追って述べることにする。
①動機づけ：自律訓練法は短時間の練習とはいえ，毎日2～3セッション行うことが必要であるので，練習の意義を十分理解したうえでしっかりとした目的意識をもって練習に入らなければならない。四肢の重感や温感などの練習効果は通常練習を開始して数日もすれば出始めるが，それらの練習効果に伴う心身の健康増進的変化や治療的な意味をもつ変化は少し遅れて起こり始め，本格的な心身の健康増進的効果は数か月経て起こってくる傾向がある。したがって，練習を進めていく過程でも再動機づけを行う必要がある。
②練習環境：自律訓練法では，注意を身体感覚の微妙な変化に向け続けるので，外部刺激がない環境で練習することが望ましい。具体的な外的環境としては静かで落ち着きやすい部屋で，室内の温度が適温であること，また内的な身体的環境としては空腹時を避け，練習を始める前に排尿をすませておくとよい。練習に入る前にストレッチングやジョギングなどをしておくと効果が出やすい。練習中にリラックス用の背景音楽を用いることもある。
③練習姿勢：練習のための姿勢には，a．単純椅子姿勢，b．ソファ姿勢，c．仰臥姿勢，の3種類がある。共通の特徴として，リラックスしやすいこと，安定していること，自然な姿勢であること，の3点をあげることができる。

④深呼吸：深い吸気の後，自然に息が出ていくに任せる深呼吸を数回行うと，リラックスのきっかけになるとともに姿勢づくりや練習に必要な受動的な態度を養うために役立つ。
⑤閉眼：目を閉じることによって準備段階が終わり，自律訓練法の中核的段階に入っていくことになる。
⑥言語公式：自律訓練法の練習中には，特定の言葉（言語公式），たとえば背景公式「気持ちが落ち着いている」，第1公式「両腕（て）両足（あし）が重たい」などを心の中で繰り返す。
⑦補助イメージ：言語公式の内容に合ったイメージが自然に思い浮かぶようであれば利用するとよいが，無理に浮かばせる必要はない。
⑧受動的注意集中：この言語公式を繰り返す際に，気持ちを落ち着けようとか腕を重たくしようといった積極的な目的意識が強くなると，練習効果が得られなくなる。リラックスしようとして緊張するといった矛盾が生じるからである。練習内容が自然に感じられるのを待つという態度が大切である。練習中の特有の注意集中の仕方を受動的注意集中という。
⑨練習時間：通常2～3分の練習を1回として，それを2～3回行い，これを1セッションとして1日2～3回行う。練習に適した時間帯としては，起床時，就寝時などの意識水準が自然に低下しているとき，あるいは食後の比較的リラックスしているときを利用する。
⑩消去運動：自律訓練中には筋肉の緊張度が低下し，意識水準も眠りに近い状態になっている。練習が終われば，日常生活に必要なだけの筋肉の緊張度と意識水準を回復させるために一定の運動を行う必要がある。通常，最初に両手の開閉運動，続いて肘の屈伸運動をそれぞれ5～6回，その後全身の伸びをしながら深呼吸をする。
⑪開眼：以上の練習過程はずっと閉眼のままで行い，眼を開けるのは消去運動が終わった後である。
⑫練習記録：練習については，姿勢，時間帯，公式，回数，練習効果，自律性解放現象などを毎回記録し，その内容を次の練習段階に進め

るための判断材料にする。

7　適用領域

自律訓練法は以上のように，練習を進めるうえでの注意点や習得のこつに至るまできめ細かく公式化されており，誰でも無理なく理解し習得することができるように構成されて，練習の方法が整備されているために，幅広い適用が可能となっていることも大きな特徴である。

自律訓練法は当初，神経症や心身症の心理生理的治療法として医学領域で発展してきた経緯をもつ。しかし，その非特異的心身調整効果という特徴から，今日では医学・心理学領域にとどまらず，教育・スポーツ，産業領域など広い領域で活用されている。練習はある程度の知能発達と自己統制力をもてば可能であり，小学校の高学年から老人まで幅広い年齢層に対して適用可能である。

(1)家庭・生活習慣領域

自律訓練法は，不安や緊張，ストレスが関与していることが明らかな疾患の予防や健康の維持・増進のために用いられる。また心身医学領域で用いられることが多く，心身症や神経症の治療法としての使用頻度が高い。自律訓練法が適用となる主な医学的疾患としては，本態性高血圧，心臓神経症，片頭痛，筋緊張性頭痛，過敏性大腸症候群，胃・十二指腸潰瘍，気管支喘息，不安神経症，抑うつ神経症などをあげることができる。疾患の性質やメカニズムによっては，練習上特別な注意を要する点や自律訓練法以外の治療法の必要性がある場合がある。本格的な治療を目的として用いる場合には，医学や心理学の専門的知識を習得している治療者の指導のもとで適用される必要がある。

(2)産業領域

産業領域では，主にストレス解消，疲労回復，健康増進など，職場

でのメンタルヘルスの向上のために用いられている。自律訓練法を心のリラックス体操として位置づけ，職場単位で導入した事例もあり，メンタルヘルスの向上とともに就業中の事故の減少や医療関係費の削減などの効果が得られている。

(3) 学校教育・スポーツ領域

　教育領域では，集中力の向上や創造性の開発，意欲の向上などを目的として用いられる。またスポーツ領域では競技成績の向上のため，あがり対策やイメージトレーニングの基礎訓練などに利用される。
　これらの幅広い領域での自律訓練法の利用は，今後のさらなる研究と発展が期待されている。

8　練習形態

　自律訓練法はセルフコントロール法ではあるが，適切な指導者のもとで練習を行うことが望ましい。指導者は練習者の心身の状態，練習目的を十分に把握したうえで練習者に合わせた指導を行い，その指導下で練習者は自宅や職場などで自己練習を行い練習記録をつける。
　指導者には正確な知識と自己練習の体験が要求される。ただし指導はあくまでも補助であり，最終的に練習者自身で自律的に練習できるように促すことが重要である。セルフコントロール法としての特徴から，自律訓練法では面接形式での1対1の指導形態の他に，集団指導や通信指導などさまざまな練習形態をとることが可能である。

(1) 集団自律訓練法

　産業領域や教育現場など，医学・心理学領域以外で自律訓練法が用いられる場合，集団自律訓練法が行われることが多い。また治療を目的とする場合でも，自律訓練法の適用となる症状をもつ患者が大勢いる場合など集団指導が行われる。集団自律訓練法は，指導者の時間的

経済的利益，参加者間のさまざまな影響力の有効利用などの長所をもつが，一方では，個々の練習者への細かな対応が難しいなどの短所をもつ。

(2)通信指導

練習記録を利用することにより，通信指導も可能となる。近くに適切な指導の場が得られない場合や自宅から出ることが困難な練習者では，その意義は大きい。長期間外出不可能であった練習者に対して自律訓練法の通信指導を行い，成果を得ている事例もある。

5 理性感情行動療法

1 理性感情行動療法の理論

理性感情行動療法（Rational Emotive Behavior Therapy：REBT）は，1955年にアメリカの心理学者エリス（Ellis, A.）によって提唱された。RT－RET－REBTとその名称を変え，認知行動療法の1つとして発展したREBTの理論は，人間の心理的健康と心理的混乱に関して，認知と評価的な考え方が果たしている役割を重要視している。エリスは，理性感情行動療法で，クライエントの心理的問題を，ABCによるアセスメントの枠組みで把握し，説明している。

A（Activating event）：その人に関わる出来事
B（Belief）：その出来事についてのその人のビリーフ（信念）
　ビリーフは，①非理性的ビリーフ(irrationol Belief：iB，独断的，絶対的で目標達成をさまたげ，「～ねばならない」，「～すべきである」で表現される考え方）と，②理性的ビリーフ(rationol Belief：

第2章　健康心理カウンセリングの理論と方法

rB, 適切な, その人の目標達成をさまたげない考え方) に分けられる。

C (Consequence)：その人の感情的・行動的反応の結果, あるいは特定のビリーフをもち続けた結果

D (Dispute)：論破

不健全で不適切な感情や行動の元になっている非理性的ビリーフを, 理性的ビリーフに変え, それに伴う健全で適切な感情や行動を身につける。非理性的ビリーフを論破して理性的ビリーフに変えていくことがREBTの主要な介入技法である。

H (Home work)：宿題

新しい考え方や感情や行動を維持するために, H (Home work) により, 健康的なライフスタイルを獲得していく。

REBTによると, 人は, 無数のビリーフ (B) を周囲の出来事 (A) についてもっているのであって, この (B) は彼らの感情や行動面で生じる結果 (C) に強い影響を及ぼす。しばしば (A) が (C) の直接的な原因として関与しているように思われることがあるが, それはまれで, (B) が (A) と (C) の間の主要な媒介として関わっている。人は, 自分の個人的な好みを絶対的な要求にまでどんどんエスカレートさせることが多く, その要求を①自分自身, ②他者, ③世の中や状況, に対して向けるが, そのような要求はたいてい非理性的ビリーフが元になっている。したがって, REBTでは, ABCの枠組みでアセスメントし, 非理性的ビリーフを見つけ, 論破し, 理性的ビリーフに変えていく。

認知とは, 生活の中の出来事に対して抱く思考, ビリーフ, 内的イメージである。認知理論に基づくカウンセリングは, このプロセスと, その影響に焦点をあてて, 思考が, 感情, 行動にどのように影響を与えているかをみていく。「非常に強いネガティブな悪い(嫌な)感情は, 歪曲した不健全なネガティブな思考の結果である」。したがって, 「人が考え方を変えれば, その結果として, その人の感情も行動も変わる」

ということになる。
　REBTを用いるカウンセラーの役割は，聡明であり，多くの知識を有し，共感的で忍耐強く，科学的な思考をもってクライアントの思考をアセスメントし，理性的ビリーフと非理性的ビリーフの区別をすることである。さらに，クライエントが理性的，建設的な生活をすることができるように援助していくが，自分自身にも常にREBTを用いて自分の問題を理性的に解決していく姿勢が要求される。

2　健康心理カウンセリングのプロセス

　理性感情行動療法によるカウンセリングのプロセスを図2－3に示す。
　①混乱や困難，ストレス状態に陥った原因と思われる出来事
　②その結果生じている感情と行動
　③非理性的ビリーフから出てきた強い要求
　④③のビリーフに基づいた評価
　⑤③への疑問
　⑥④への疑問
　⑦⑤への理性的な回答
　⑧⑥への理性的な回答
　⑨新しい感情と行動（C'）
　⑩③を実現するための具体的，建設的な方法

3　健康心理学における意義

(1)理性的に生きる

　エリスのいう「Rational—理性的であること」とは，理性に従って判断・行動することであると考える。理性とは，思考の能力であり，実践的には感性的欲求に左右されず思慮的に行動する能力である。時に

はアプリオリな能力であり，カント（Kant, I.）の呼ぶ理論理性も，実践理性も含む。ヘーゲル（Hegel, F.）の弁証法的思考の能力も含まれている。「理性的であること」は，合理的であること，論理的であること，現実的であることも含むが，その人にとって幸せに向かう良いものを直観的に認識する能力を伴う。

　REBTはいわゆる臨床の場だけでなく，家庭生活，学校，職場などでの心理教育の理論と実践としても用いられることが多くなってきた。それは，REBTが，健康な生活，つまり，日常の心理的・身体的・社会的ウェル・ビーイング（well-being）を達成するための，人間の思考，感情，行動の働きを説明しているからである。

　たとえば，今日，さまざまな環境の中で成長し発達していく青少年が，問題行動から立ち直り，さらに，欲求不満耐性を高め，自律する力や柔軟性をもち，自己効力を感じながらその後の人生を歩いていくためにも，REBTは限りない示唆を与えてくれる。また，ストレスの多い職場での変化に対応するためにも，さらに，解雇，転職などの困難を乗り越えていくためにも，身につけておきたい必要な考え方である。

　人間のもつ弱さを認めたうえで，その人でなくその人の考え方を力強く論破しながら，その人が自発的に変わるまで辛抱強く添っていく親切でやさしいカウンセリング技法といえるだろう。それはエリスのいう，理性感情行動療法の理論を流れる哲学に表れている。

　①私たちは，たとえどのような立派な人でも非理性的な考え方に陥いることがある。

　②しかし，私たちはそれを理性的な考え方に変えていく力をもっている。

　これがカウンセリングを進めていくうえの基本的なスタンスであろう。人間が本来もっている傾向なのだと認識すれば，障害や問題行動をもつ自分自身も他者も受容することができるのであるし，変わっていけるのである。エリス自身は，人間そのものとその人の行動とを区

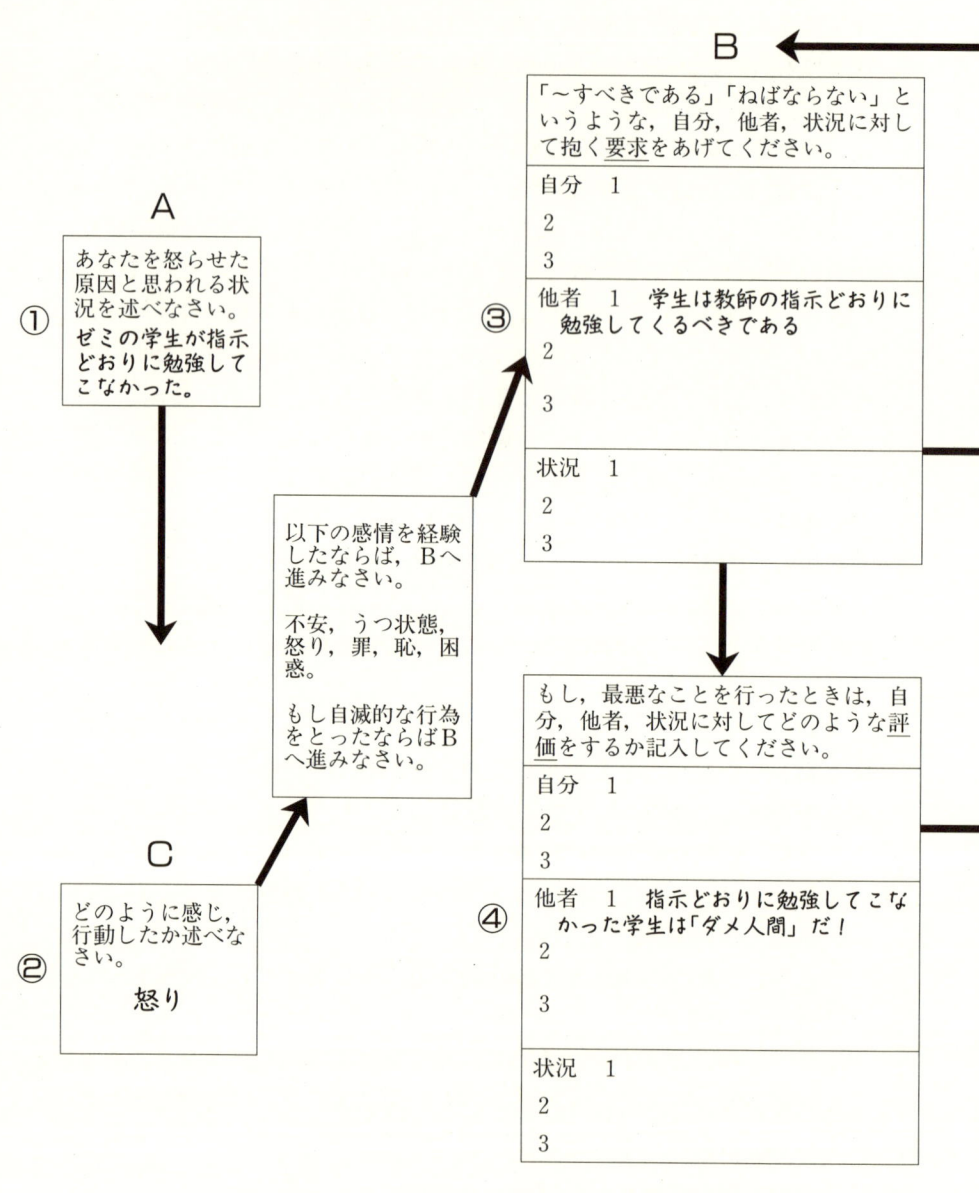

A
① あなたを怒らせた原因と思われる状況を述べなさい。
ゼミの学生が指示どおりに勉強してこなかった。

B
「～すべきである」「ねばならない」というような，自分，他者，状況に対して抱く要求をあげてください。

③
自分	1
	2
	3
他者	1 学生は教師の指示どおりに勉強してくるべきである
	2
	3
状況	1
	2
	3

もし，最悪なことを行ったときは，自分，他者，状況に対してどのような評価をするか記入してください。

④
自分	1
	2
	3
他者	1 指示どおりに勉強してこなかった学生は「ダメ人間」だ！
	2
	3
状況	1
	2
	3

以下の感情を経験したならば，Bへ進みなさい。

不安，うつ状態，怒り，罪，恥，困惑。

もし自滅的な行為をとったならばBへ進みなさい。

C
② どのように感じ，行動したか述べなさい。

怒り

図2-3 あなたの自滅的な考え方や態度を再評定することによって，
(エリス・ドライデン 稲松ら (訳)，1996を一部改変)

⑩ ①なぜこの指示を出したのかわかるように説明しよう
②学生の学習動機が高まるような授業の進め方を工夫しよう
③学生それぞれの性格を把握しよう
④もっとコミュニケーションをとろう

D

要求への疑問	理性的な回答
自分　1 2 3	自分　1 2 3
⑤ 他者　1　本当に学生は教師の指示どおりに勉強してこなければならなかったのか？ 2 3	⑦ 他者　1　学生に対する指示がきちんと伝わらなかったかもしれない 2　何か指示どおりできない理由があったのかもしれない 3　自発的にする方が好きな学生かもしれない
状況　1 2 3	状況　1 2 3

評価への疑問	理性的な回答
自分　1 2 3	自分　1 2 3
⑥ 他者　1　指示どおりに勉強してこなかった学生は本当に「ダメ人間」なのか？ 2 3	⑧ 他者　1　他の良いところもあるのだから指示に従わなくても人間としてダメなわけではない 2　勉強だけが人間の価値をはかるものではない 3　立派な人でもサボることはある
状況　1 2 3	状況　1 2 3

⑨C'
新しい感情と行動

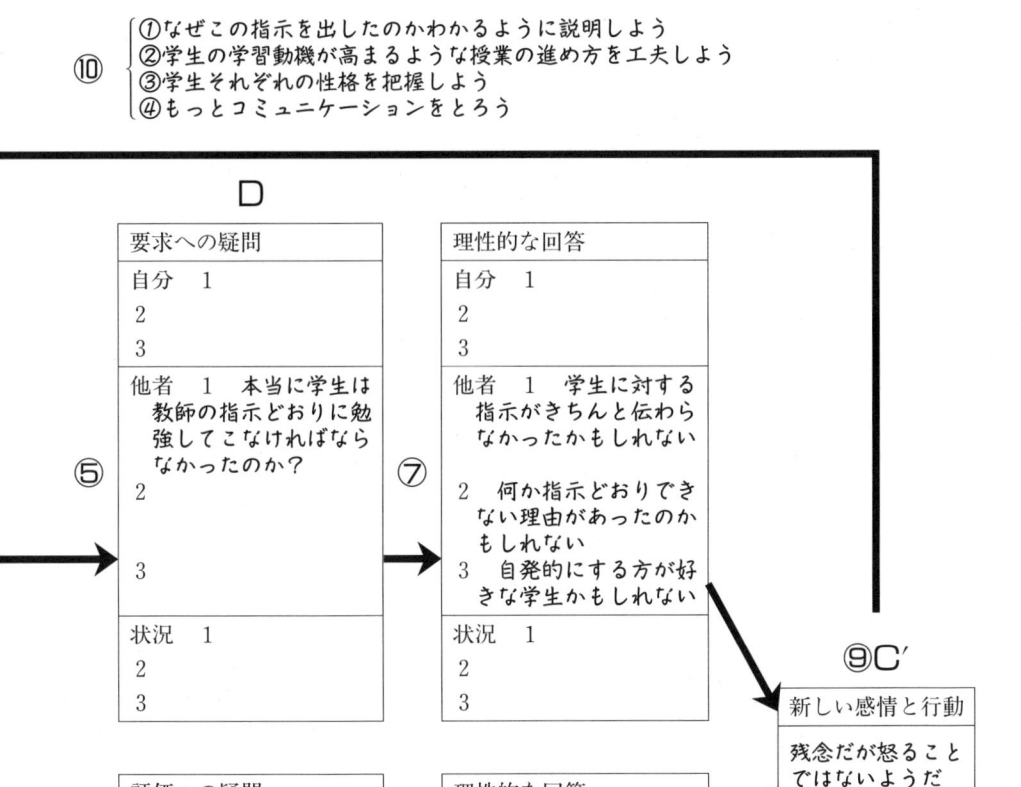

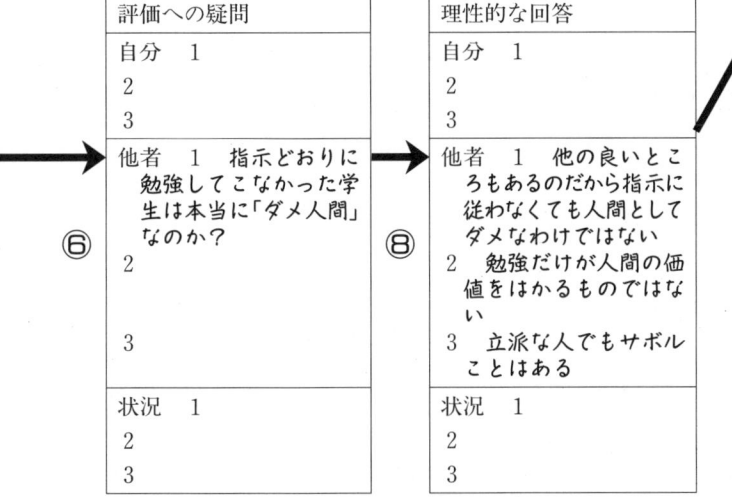

残念だが怒ることではないようだ

あなたの感情や行動に関する問題を解決するためのガイド

別すること,人間の弱さを受け入れつつ変わる可能性を信じるという立場から,人間主義的心理学者であるとしている。

(2)エリスの「生き方」についての示唆

エリスは,健康的な精神の条件として13の要素をあげている。
健康心理カウンセラーは,カウンセリングのプロセスで以下のような諸点を強化することを援助し,健康の達成に貢献する。

① 自己利益:他者の利益を守りながら,他者のよりも自分の関心事をわずかに優先させる。
② 社会的関心:道徳心をもって社会的集団や共同体の中で生活し,楽しむ。
③ 自己指導:他者と協力しながら自分の人生に責任をもって進んでいく。
④ 高い欲求不満耐性:不快な状況でも,変えられないものは受容する。
⑤ 柔軟性:自分自身や他者の多面性や変化を受け入れる。
⑥ 不確かさの受容:世の中には絶対に確実なことなどないと,「不確かさ」を受容する。
⑦ 創造的な活動:没頭できるような創造的な興味や関心をもつ。
⑧ 科学的な思考:理性的,客観的,科学的に物事をみる。
⑨ 自己受容:生きているということだけで無条件に自分自身を受け入れる。
⑩ チャレンジ:無謀にではなく,失敗する可能性があっても新しいことを試みる。
⑪ 長期的な展望:即時的な満足にとらわれないで,現在と未来の満足を求める。
⑫ 現実的な努力:完璧な楽しみや幸福を求めるような非現実的な努力をしない。
⑬ 自己に対する責任:自分の自滅的な心理的混乱に対し,自分で責任をもつ。

第2章　健康心理カウンセリングの理論と方法

(3)健全なネガティブ感情からポジティブな資質の発見へ

　REBTを用いたカウンセリングのプロセスで，今自分を苦しめている「～べき」という非理性的ビリーフが（D）によって変わり，そこから解き放たれときには，（C）で生じている非常に強い「怒り」「不安」「うつ」「嫉妬」「恥」「傷つき」などの感情が何とか耐えられるほどに軽減している。そこで自分を受け止め，受け入れることができると，クライエントは必ずといってよいほど「～だとよいのにな」と視点を変え，自分の目標を定めてその実現に向けて，具体的，建設的な方法を考えだす。クライエントは，悩みの元になっている自分の不健全で不適切なビリーフに気づき，健全なネガティブ感情に変えることができ，さらに，自分を変えるために必要なポジティブな資質の発見へ向かうのである。

　新しく獲得した理性的ビリーフは，個人のポジティブな資質を見出し，強調し，クライエントに活力を与えることになり，日常生活に根づいて，生活習慣をよりよい方向へ変えていく力となる。自分自身の先入観へのチャレンジとして，また，実生活の中で，怒りや挫折を乗り越えて健康で幸せな人生を歩んでいくためにREBTを用いることができる。この段階の「回復から成長へ」向かうところが，健康心理カウンセリングの主要な道筋である。

6 マイクロカウンセリング

1 健康心理実践とマイクロカウンセリング

　マイクロカウンセリング(microcounseling)は，アイビイ(Ivey, A. E., 1985)によって開発された面接技法の学習システムである。
　その第1の特徴は，従来カウンセラーに必要とされてきた基本要素やカウンセリングで用いられている面接技法を「マイクロ技法(micro-skills)」として行動論的に定義づけ，構造化し，おのおのの技法を段階的に学習するシステムとした点にある。
　第2の特徴は，マイクロカウンセリングは折衷主義的なアプローチだということである。そのため，学習者は特定の学派や理論にとらわれずに面接技法を習得し，それらをクライエントのもつ課題や状況に応じて使うことができるのである。このことはマイクロカウンセリングの実践的有効性につながっている。マイクロカウンセリングは類似の研修プログラムと比較して，とくに初心者が基本的カウンセリング・スキルを習得するうえで有効であるとされている (Baker & Daniels, 1989)。

2 マイクロ技法による面接の基本型の学習

　マイクロカウンセリングは，図2－4のように要素的な面接スキル（マイクロ技法）の階層システムとして表されている。
　階層表は関係づくりのための「基本的かかわり技法」と積極的，意図的に行われる「積極技法」とに分けられる。

第 2 章　健康心理カウンセリングの理論と方法

```
                    技法の統合
                技法の連鎖および
                 面接の構造化
                    対決
                 (矛盾，不一致)
                  積極技法
          (指示，論理的帰結，解釈，自己開示，
           助言，情報提供，説明，教示，フィード
           バック，カウンセラー発言の要約)
                 焦点のあてかた
          (文化的に，環境的に，脈絡的に)
     (クライエントに，問題に，他の人に，私たちに，面接者に)
                  意味の反映
                  感情の反映
              はげまし，いいかえ，要約
             開かれた質問・閉ざされた質問
                クライエント観察技法
                  かかわり行動
       (文化的に適合した視線の位置，言語追跡，身体言語，声の質)
```

基本的かかわり技法　　　　　　　　　　　　　　基本的傾聴の連鎖

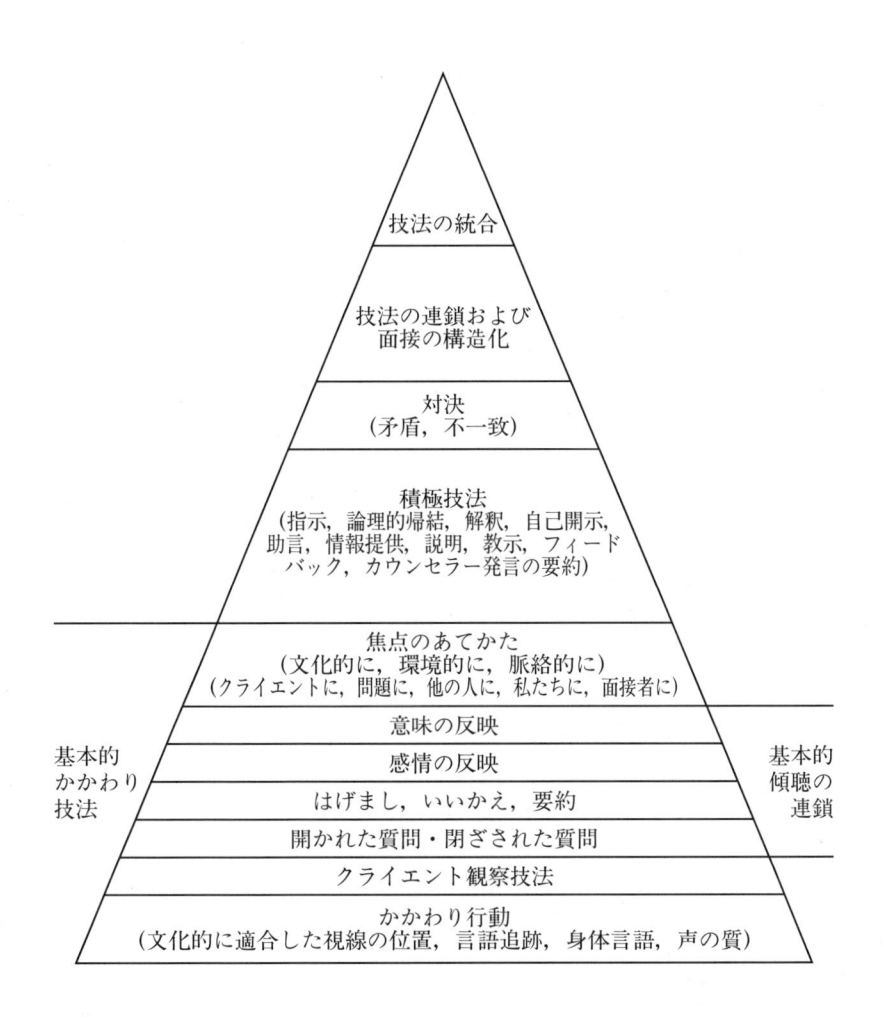

図 2 − 4　マイクロ技法の階層表
（アイビイ　福原ら（訳），1985）

「かかわり技法」は，視線，身体言語，言語追跡，声の質などの非言語的なかかわり行動(attending behavior)の上に成立している。なお，かかわりの様式は性，年齢，地域文化などによっても差異が大きいという面に留意しておく必要がある。階層表の上半分はクライエントに対して意図的に影響を及ぼす技法群で，「積極技法」と呼ばれている。さらに，最上部ではこれらの諸技法を統合したより高度な面接技術の訓練が行われる。

ところで，マイクロカウンセリングのような学習システムに対して，人工的で不自然だという印象を抱くかもしれない。たしかに，カウンセリングでは「共感性，受容的態度，ラポール」といった要素が重視されている。しかし，それを適切に伝える面接技術がなければ効果的なカウンセリングはできない。面接技法の学習は自動車教習所での運転技術の習得と同様に，「基本の型」が身についていないと，実際の場面で使うことはできない。その意味でも面接技法を練習することは必要で，学習者はより望ましい人間関係を作るためのコミュニケーションを学ぶという自覚をもつことが大切である。

3　各種の心理療法とマイクロ技法との関連

表2-3は，さまざまな心理療法やカウンセリングで利用されている面接スキルとしてのマイクロ技法を示している。非指示的アプローチの場合，カウンセラーは極力，解釈，質問，いいかえ，批判，賞賛などを避ける傾向があり，反復，感情の反映，要約といったマイクロ技法が多く用いられている。また，精神分析的心理療法でも，基本的かかわり技法の諸技法，「解釈技法」が積極的に用いられていることがわかる。行動論的立場では，クライエントの力動性や情緒面よりは問題となる行動側面に焦点づけ，問題解決の具体的情報収集とそれを基本としたスキル修得の指導（指示技法）を行うなどが多い。

このように，療法が異なっていても利用されるマイクロ技法は共通

第2章 健康心理カウンセリングの理論と方法

表2-3 マイクロ技法から見た各種面接・心理療法
(アイビイ 福原ら(訳), 1985を一部改変)

	理論的立場・流派 マイクロ技法	非指示的カウンセリング	行動療法	精神分析
基本的かかわり技法	開かれた質問	○	△	△
	閉ざされた質問	○	●	○
	はげまし	△	△	○
	いいかえ	●	△	△
	感情の反映	●	○	△
	意味の反映	△	○	○
	要約	△	△	○
積極技法	フィードバック	○	○	○
	助言,情報提供	○	△	○
	自己開示	○	○	○
	解釈	○	○	●
	論理的帰結	○	△	○
	指示	○	●	○
	カウンセラーの発言の要約	○	△	○
	対決	△	△	△
焦点のあて方	クライエント	●	●	●
	カウンセラー・面接者	○	○	○
	他の人々	○	△	△
	話題に,問題に	○	△	△
	文化的側面に,環境に	○	△	○
	意味の論点	感情	問題解決 行動	無意識の 動機づけ
	面接者が話す時間	少	多	少

●よく用いる技法　△ふつうに用いる技法　○たまに用いる技法

するものが多く，比重の違いであるものも少なくない。さらに，カウンセリングや心理治療などの特定の領域に限定されるものではない。たとえば，企業のマネジメント状況や医療場面などでも，状況設定は異なっているが，技法の用い方はさほど違いがない。どのような援助技法を自分の援助活動の中心におくかは，職業，援助対象，興味関心領域などによって異なってくる。自分に合った援助スタイルを獲得するためにも，日頃からさまざまな援助技法についての意識を高めることが望ましい。

4　基本的なマイクロ技法の訓練

(1)かかわり技法

　かかわり技法はクライエントとの間に安心できる面接場面を構成するためのもっとも基本的な技法である。熟練したカウンセラーはリラックスした雰囲気を示しながら，傾聴の姿勢でクライエントに視線を合わせ，相手の話す声のトーンより低めに，スピードをゆるめて言葉を返すようなスタイルを取ることが多い。クライエントにきちんと視線を合わせることは，面接者の気持ちがしっかりついていっていることを伝える。逆に視線をはずすことは相手への無関心さを示す。その意味でなるべく視線をそらさないことが必要である。しかし，視線を合わせることは，同時にお互いに緊張をもたらすことにもなる。したがって，視線の合わせ方は凝視せずに，できるだけ自然に相手に向けることである。姿勢についても同様である。面接者がゆったりとやさしくリラックスして，やや前傾姿勢になることは，相手への関心と興味を伝えることでもある。こうしたかかわり行動によって，クライエントはカウンセラーを信頼できる人，魅力的な話し相手と認知するのである。

(2)観察技法

観察技法は相手の表情やしぐさや態度,声の調子などからクライエントのさまざまな非言語的なメッセージを読み取る技法である。これによって面接者はクライエント役の行動を適切に理解することができる。しかし,観察によって相手のようすを適切に読み取ることは簡単ではない。適切な観察ができるようになるためには,多くの面接経験を重ねることが必要である。観察技法はカウンセリング理論やアプローチの差を越えて,すべての対人援助専門家に要請される基本スキルである。

(3)最小限のはげまし技法

「最小限のはげまし技法」とは,聞き手が相手の話にあいづちをしながら話題に焦点づけ,相手の話を促進させる技法である。相手の話をきちんと聞いており,クライエントに話の継続を促す技法である。われわれは相手の話に一生懸命耳を傾けているとき,相手としっかり視線を合わせ,身を乗り出し,「うんうん」「そうですね」とうなずき,ときどき「ああそうですか,なるほどね」などのことばをはさむものである。話し手は,聞き役がこのような態度でいるとき,自分の話が興味をもって聞かれていると感じ,このまま話し続けてもよいのだと感じる。話を継続させるために,面接者はクライエントの発言の内容と調子,視線,身ぶりなどに注意を払いながら,①あたたかい表現力豊かな調子で,相手に十分かかわっていることを示す,②クライエントの話すことの中から話題をひろっていく,などのはげまし技法を用いるのである。

(4)効果的な質問技法

質問技法は面接者が話し手の話題を深めたり,方向づけたりする際に効果的に用いる技法である。面接の中で話し手の伝えようとしていることがよくわからないとき,聞き手は相手に質問をする。「そのこ

とを相手の人は知っていましたか？」とか「それはいつですか？」などのように，話し手が「はい，いいえ」あるいは短い言葉で答えられるような聞き方をすることを「閉ざされた質問」という。また，「それについて，もう少し詳しく説明してくれませんか？」などのように，話し手にもっとたくさん話すことを求めるような聞き方をするのを「開かれた質問」という。

① 閉ざされた質問技法：「閉ざされた質問」は面接の初期段階で話し手にあまり負担をかけることなく会話を始めるきっかけを与える。しかし，「はい，いいえ」を求める問いや「それはAですか，Bですか？」のような「閉ざされた質問」が多すぎる面接は，聞き手の関心事が優先され，話し手の自由な発言を制限するので多用することは控えることが望ましい。

② 開かれた質問技法：これに対して，「そのときのあなたはどんなようすでしたか？」のような尋ね方をする「開かれた質問」では，話し手は自分のペースで伝えたいと思うことを表現できる。しかし，状況によっては「開かれた質問」も話し手に負担を与えることもある。というのは，「開かれた質問」は「あなたの話はよくわからない」というメッセージを相手に送ることになるからである。したがって，「開かれた質問」の多用は，話し手に「この人はわかってくれない」と受け取られたり，発話の強要を感じさせる場合もある。とくに「なぜ，どうして」という質問は，しばしば話し手に防衛的感情を起こさせることがあるので，注意が必要である。

(5) いいかえ技法

「いいかえ技法」とは，面接者がクライエントの言葉や表現を簡潔に反復して返すことで，クライエントの発話内容を確認したり，明確化したりする技法である。そのことによってクライエントは，面接者が自分の話をしっかり聞いてくれていると感じ，信頼感や安心感をもつのである。言いかえ技法には，①クライエントの話に注目，理解しよ

うとしていることを示す，②クライエントとの関係の発展を促す，③クライエントの話を理解しているかをチェックするのに有効である，④クライエントの考えを明確化するのに有効である，⑤面接を方向づける，といった働きがある。また，クライエント自身も面接者の反復によって自分の気持ちや考えを再確認し，明確化することができる。

⑹要約技法

　要約技法とは，「今までの話は，つまり，…ということですね」のように，話し手が話した内容をまとめて，聞き手自身のことばで言い返す技法である。この技法には，混乱して話しているクライエントの思考や感情を整理し，まとめる手助けをするとともに，面接者側の理解に歪みがないかどうかをクライエントに確かめてもらう働きがある。

　要約技法を用いるタイミングは，①クライエントの話が長く，とりとめなく，混乱しているとき，②クライエントが関係のない考えを話し続けるとき，③面接を方向づけ，一貫したものにする必要があるとき，④面接を次の段階に移行させたいとき，⑤面接を終わりにしたいとき，⑥前回の面接の復習をすることで面接の導入を行うとき，などである。

　要約技法は，①クライエントの話を簡潔かつ正確に，時期を得たまとめ方をすることで，クライエントが自身の考えを系統立てる手助けをする，②クライエントが自分の言ったことを見直すのを助ける，③クライエントの重要なテーマを掘り下げるのを促す，④面接を系統立てる，などに有効である。

　要約技法はいわば，面接内容や流れに対する「交通整理」のような働きをするといってもよい。自分が伝えたかったことが正しく要約されていれば，話し手は聞き手に理解されたことを知り，満足すると同時に相手に対する信頼感が生まれる。一方，要約が不適切であれば，クライエントはさらに説明を重ねるかもしれない。いずれにしても「要約」は，話し手によって修正が加えられていくことがあれば，お互い

のより深い理解を促進することに役立つ。上手な要約によってメリハリのある面接になるが，その反面，要約技法の多用はクライエントの話の腰を折ることにもなりかねないので注意を要する。

(7)感情の反映技法

「感情の反映技法」とは，話し手の発言から気持ちを汲み取って，相手に返す技法である。もっとも基本的な感情の反映技法は，話し手のことばから感情を表すことばを拾いあげてそのまま相手に返すことである。しかし，相手の発言をただオウム返しにするような反映技法は，かえって関係づくりや面接の深まりをさまたげてしまう。なぜならば，こうした安易なことばの返し方では決して相手の気持ちの深いところまで理解が至らないからである。「感情の反映」は単なる「聞き手の反応の仕方」という技術ではなく，相手を尊重し，ありのままを受け入れようとする聞き手の態度を示すことが重要なのである。反映技法が非指示的カウンセリングの中心的技法として重視されている理由がここにある。

話し手によって直接言語化されない感情を適切にとらえることは，初心者にとって大変難しい作業である。観察技法でも述べたように，聞き手には話し手の姿勢や感情，ことばの調子，言いよどみといった，非言語的な微妙なメッセージを的確に読み取り，話し手のことばに表せない気持ちを感じとろうとする配慮と感性が必要である。

(8)焦点づけ技法

焦点づけ技法とは，相手の発話の特定部分に焦点をあてることで面接の流れを方向づけたり，深めたりする技法である。面接の中で話し手のどこに焦点をあてるかは，依って立つ理論によって異なる。たとえば，非指示的立場に立つカウンセラーの場合は，面接中の会話は主として「クライエント自身」，「現在の感情（今，ここで）」にそれぞれ焦点づけられる。力動的立場では「クライエント自身」，「現在」，生活

史的な「過去」,無意識的な葛藤や動機に関連する記憶などに,それぞれ焦点があてられる。あるいは行動論的立場では,具体的行動に焦点づけた問題解決の仕方に方向づけられる。いずれにしても面接者は焦点づけ技法によって,クライエントが自分自身について適切に表現できる力を培い,自分をより深く探求し,これまで気づかなかった自分の内面を発見できるようなかかわり行動を行うのである。こうした焦点づけ技法は単に言語的メッセージだけでなく,視線,姿勢,身振り,空間行動などの非言語的かかわり行動によっても支えられているのである。

5 マイクロ技法の体験学習

最後に,筆者がマイクロ技法の実習を行う場合の基本的なやり方を説明しておきたい。

①グルーピング:3人1組でグループを構成して,面接者,相談者,観察者の役割を演じ,それぞれの役割を交代しながらロールプレイによる模擬面接を行う。この際,慣れるために模擬面接課題が用意されるときもある。実習に慣れてきたら,即興的なロールプレイができるように工夫することが望ましい。

②模擬面接セッション:あまり長い時間にすると集中力が下がるので,模擬面接は3～5分程度とする。参加者は事前に指導者のオリエンテーションに従って観察の視点を確認し,ロールプレイを行う。このときに使うマイクロ技法は初期段階では1セッション1技法に限定することが望ましい。ただし,より高度な研修段階になったら,いくつかのマイクロ技法を併用,統合したロールプレイが行えるようにする。また,面接行動チェックリストを用意し,ロールプレイ時のカウンセラー行動について各自が評価する(3～4分)。さらに,その評価に基づいて8分程度の振り返り時間を設ける。以上の手順によって全員が1つのマイクロ技法について各役割を演じ終わるま

で，ほぼ1時間弱を要することになる。
③模擬面接のビデオ録画あるいはテープ録音：なお，以上の模擬面接のようすをビデオ録画やテープ録音することは，ロールプレイ実習の後，各自の技能や態度レベルを評価したり，全体での振り返りをするうえできわめて有効である。

積極技法以上の上位段階の技法についての詳細はアイビイ(1985)を参考にしてほしい。

文　献

Baker, S. B., & Daniels, T. G. 1989 Integrating research on the microcounseling program:A meta-analysis. *Journal of Counseling Psychology*, **36**, 213-222.

ベック A. T.・ラッシュ A. J.・ショウ B. F.・エメリィ G.　坂野雄二(監訳)　1992　うつ病の認知療法　岩崎学術出版社
(Beck, A. T., Rush, A. J., Shaw, B. F., & Emery, G.　1979　*Cognitive therapy of depression.*　New York：Guilford Press.)

ベラック A. S.・ハーセン M.　山上敏子(監訳)　1987　行動療法事典　岩崎学術出版社
(Bellack, A. S., & Hersen, M.　1985　*Dictionary of behavior therapy techniques.* New York：Pergamon Press.)

Brammer, L. M.　1973　*The helping relationship：Process and skills.* Englewood Cliffs, NJ：Prentice-Hall.

Ellis, A.　1994　*Reason and emotion in psychotherapy.* Revised and Updated. New York：Birch Lane Press.

エリス A.・ドライデン W.　稲松信雄・重久　剛・滝沢武久・野口京子・橋口英俊・本明　寛(訳)　1996　REBT入門――理性感情行動療法への招待――　実務教育出版
(Ellis, A., & Dryden, W.　1987　*The practice of rational-emotive therapy.* New York：Springer.)

エバンス D.・ハーン M.・ウルマン M.・アイビイ A.　援助技術研究会(訳)　1990　面接のプログラム学習　相川書房

フリーマン A.　遊佐安一郎(監訳)　1989　認知療法入門　星和書店

Goulding, R. L., & Goulding, M. M.　1978　*The power is in the patient.* San Francisco：TA Press.

イアン S.・ヴァン J. 深沢道子(監訳) 1991 TA TODAY――最新・交流分析入門―― 実務教育出版
(Ian, S., & Vann, J. 1987 *TA Today：A new introduction to transactional analysis*. Lifespace Publishing.)
五十嵐透子 2001 リラクセーション法の理論と実際――ヘルスケア・ワーカーのための行動療法入門―― 医歯薬出版
飯倉康郎 1999 強迫性障害の治療ガイド 二瓶社
井上和臣 1992 認知療法への招待 金芳堂
井上和臣(編) 2003 認知療法ケースブック 星和書店
アイビイ A. E. 福原真知子・椙山喜代子・國分久子・楡木満生(訳編) 1985 マイクロカウンセリング 川島書店
(Ivey, A. E. 1985 *Introduction to microcounseling*.)
ジェイムス M.・ジョングウォード D. 深沢道子(訳) 1994 自己実現への道 社会思想社
(James, M., & Jongeward, D. 1971 *Born to win：Transactional analysis with gestalt experiments*. Reading, MA：Addison-Wesley.)
笠井 仁 2000 ストレスに克つ自律訓練法 講談社
笠井 仁・佐々木雄二(編) 2000 現代のエスプリ No.396. 自律訓練法 至文堂
小林重雄(監修・編著) 2001 総説臨床心理学 コレール社
松岡洋一・松岡素子 1999 自律訓練法 日本評論社
野口京子 1998 健康心理学 金子書房
坂野雄二 1989 無気力・引っ込み思案・緘黙 黎明書房
坂野雄二 1995 認知行動療法 日本評論社
坂野雄二・菅野 純・佐藤正二・佐藤容子 1996 ベーシック現代心理学 8 臨床心理学 有斐閣
佐々木雄二 1976 自律訓練法の実際 創元社
佐々木雄二 1996 自律訓練法の臨床 岩崎学術出版
スターミー P. 高山 巖(監訳) 2001 心理療法と行動分析 金剛出版
(Sturmey, P. 1996 *Functional analysis in clinical psychology*. New York：John Wiley & Sons.)
杉山尚子・島宗 理・佐藤方哉・マロット R. W.・マロット M. E. 1998 行動分析学入門 産業図書
内山喜久雄(編著) 1996 臨床教育相談学 金子書房
山上敏子(編著) 1987 行動医学の実際 岩崎学術出版社
山上敏子 1990 行動療法 岩崎学術出版社

《topics》

❖セルフコントロール（self-control）の方法は

　自分の行動を自分で操作，統制していくことをセルフコントロールといいます。歯科医院での治療中に，痛みから気をそらすために何か楽しいことを考えたり，ダイエット中にはケーキ屋さんの前を通らないように遠回りをしたりといったように，私たちはさまざまな方法で自分の行動をコントロールしようと試みています。

　このように日常場面で観察される出来事も，心理学的な研究を重ねることでその仕組みが解明され，整理されているのです。次に，代表的なセルフコントロールの方法を紹介してみましょう。

　①刺激性制御（stimulus control）：行動の手がかりとなっている事柄（これを弁別刺激といいます）を操作することによって，自らの行動をコントロールする方法です。たとえば，朝，決まった時刻に起きるために目覚まし時計をセットする，あるいは，減量中の人が，満喫するまで食べてもよいが，食べるときには決まったテーブルに腰掛けて食べることに専念し，他の場所では食べないといったやり方がこれにあてはまります。

　②自己契約(self-contract)：自ら他者と契約して，自分の行動をコントロールする方法です。子どもが両親に"もし，成績が上がったら，ディズニーランドに連れて行って"と約束してもらい，それまで以上に勉強にはげむというような場合がこれにあてはまります。

　③自己教示(self-instruction)：自分自身に向けたことばによって自らの行動をコントロールする方法です。発表会の本番直前に"大丈夫。きっとうまくやれるはず"と自分に語りかける場合などです。

　④自己監視(self-monitoring)：勉強時間の記録をつけるなど，自分の行動を監視することによって行動をコントロールする方法です。

　⑤自己強化（self-reinforcement）と自己罰（self-punishment）：掃除が終わったらテレビを見る（自己強化），あるいは，ごはんを食べ過ぎたら次の日のおやつはなし（自己罰）というように，自分の行動に自ら褒美（これを強化子といいます）を与えたり，罰したりする方法です。この場合，強化子（あるいは罰）の量や与えるタイミングを決めたのが自分自身であれば，与え手は必ずしも本人である必要はないといわれています。

　"意志力"や"精神力"といった抽象的なことばで説明するだけでなく，その仕組みを具体的な行動のレベルで明らかにしていく中で，セルフコントロールもまた学習可能な行動であることが示されてきたのです。

　　　　　　　　　　　　　　　　　　　　　　　　　（杉若弘子）

第2章 健康心理カウンセリングの理論と方法

《topics》
❖アサーション・トレーニング（assertion training）

　アサーション・トレーニングは，断行訓練あるいは主張訓練とも呼ばれています。対人関係で不安をもつ人に対して，主張することで生じる感情の高まりにより不安を抑制するための1つの治療技法として，ウォルピ（Wolpe, J.）が行動療法の領域に導入したものです。その後，治療技法としてだけでなく，一般の健常者に対する教育訓練としても発展してきました。

　主張的（アサーティブ）というのは，自分勝手な意見を主張することのように誤解されがちですが，相手の意見，気持ち，権利なども尊重し，同時に自分の意見や気持ちも大切にして自己表現することです。主張的行動は，相手を無視して一方的な自己主張をするような攻撃的な行動や，自分の気持ちを押し殺して自己犠牲的な行動をするような非主張的な行動ではありません。相手に敬意を表しながらも，自分の意見や気持ちなどを無理に我慢せずに，その場に合った適切なやり方で相手に率直に表明することが主張的行動なのです。

　このような相手も自分も大切にするという考え方は，人権運動や女性支援などといった観点からも認められ，表現の自由と権利を表現するための訓練法として広く用いられるようになりました。日本でも，社会的スキル訓練として重要な治療技法となっていますが，教育訓練法としても，キャリアカウンセリングや学校教育におけるいじめの問題など，さまざまな形の適用が試みられています。

　アサーション・トレーニングの方法としては，治療か教育訓練か，個別かグループかによって多少異なってきます。行動療法におけるアサーション・トレーニングでは，まず，患者の直面している問題と，歪曲された反応について明らかにすることから始まります。日常場面における出来事と反応をメモするなどすれば，より現実的問題としてとらえることでき，核心にせまることができます。また，主張的行動を行うモデルをビデオや治療者自身が提示し，どのような行動を行えばよいのかを観察学習させ，モデルと同じように実際に演じてみる行動リハーサルを行うことで，どのような行動を学習したらよいのを明らかにしていきます。また，行動リハーサルしたものをビデオ撮影するなどして，患者にフィードバックし，問題点の修正やうまくいった点を強化します。必要に応じてリラクセーション法や認知的再体制化なども行うことにあります。

　アサーティブに対応できるようになると，人づき合いするうえでのストレスが減少し，頭痛や疲労感，胃の不調などの身体的症状も改善するといった

研究もみられます。さて，あなたはアサーティブであるでしょうか。自分の欲求を表に出さないほうなのか，自分の我を通して人を仕切るほうでしょうか。

(石川利江)

第3章
健康心理カウンセリングの進め方

1 健康心理カウンセリングの目標と理論

　健康であるかそうでないかは，その人自身が収集した情報と知性によって決定した結果である。しかし，健康に対する認知は，常に，あるいは誰にとっても同じとは限らず，個人，集団，社会，地域，時代，文化などによって異なるものである。どのような状態を健康というか，その健康に対する個人の認知が主観的な意味をもつ。
　健康心理学の視点からいえば，自分の健康は自分が管理するものであり，自分のライフスタイルに責任をもてるかどうかは自分次第である。健康に関する必要な情報や資源を得，自分の目標を定め，自発的，自己指導的に健康の危険因子を低減させ，健康行動の改善・変容を行うことが求められる。
　しかし，健康関連の知識を十分に提供され，健康に向けた行動変容を必要としても，それが順調に進まないときや，変わりたくても変われないときに，また，元の習慣に逆戻りするのを防ぐために，カウンセリングが必要になる。健康心理カウンセリングは，健康の回復と維

持，それに関する問題解決，さらに，現在よりもより良い状態を求める場合に行うカウンセリングであり，行動変容のための各理論モデルや介入方法を援用し，クライエントの変化を促進し援助していく。

1　健康心理カウンセリングの目標

　健康心理カウンセリングのプロセスでは，以下の内容が達成される。
(1)健康の回復・維持・増進と疾病予防，それに関する問題の解決
(2)プロセスで生じる体験の促進と強化(自己評価の上昇，自己効力感，自己実現など)
(3)健康的なライフスタイルをめざした健康増進プログラムの作成

2　変容の理論・技法モデル

　多くのカウンセリング理論があるが，クライエントの感情，思考，行動の変容を導き，健康なライフスタイルを築いていくためには，①来談者中心カウンセリング，②意思決定カウンセリング，③行動カウンセリング，の背景理論をもつカウンセリング技法が必要である。
　また，行動変容や健康行動の発現に関連する理論モデルや介入法としては，健康心理学の諸理論の中の，①バンデューラ (Bandura, A.) の自己効力感，モデリング，②バーン (Berne, E.) の交流分析，③シュルツ (Schultz, J. H.) の自律訓練法，④エリス (Ellis, A.) のREBTの理性的ビリーフ，⑤ラザルス (Lazarus, R. S.) のストレス理論とストレス対処法，⑥グリーン (Green, L. W.) のプリシード・プロシードモデル，⑦セリグマン (Seligman, M. E. P.) のポジティブ心理学などの知見を，めざす行動を起こすために目的に合わせて随所で，また，組み合わせて用いる（第2章参照）。

2 健康心理カウンセリングの進め方

　健康心理カウンセリングでは，カウンセラーとクライエントはそれぞれの作業を協働して進めていく。そのプロセスで，一般のカウンセリングと同様，マイクロカウンセリングで説明される基本的かかわり技法(第2章参照) が十分に用いられることは言うまでもない。

1　カウンセラーとクライエント

(1)カウンセラー
　カウンセラーは，以下のようなプロセスを進め，問題をいくつかに分けて行う場合は，終結するまで①から④を繰り返す。
　①面接で問題の把握（クライエントが「何を問題としているか，どのように変わりたいと思っているのか」などを把握する）
　②理論上の分析・診断（症状のカテゴリー分類，原因・理由，「何が障害となっているか」を推測する）
　③理論上のアプローチ(そのプロセスで，②から，「どの方法が可能か，可能なストラテジーは何か」を選ぶ)
　④行動の選択（クライエントと③を実際に「どのようなステップで進めるか」合意する）

(2)クライエント
　クライエントは，以下のようなプロセスを進め，目標とする感情・思考・行動の習慣を身につける。
　①セルフモニタリング（自分の現在の健康状態や危険因子を知る）
　②目標設定（現実的で適度にチャレンジするものに特定する）

③刺激のコントロール（行動を起こしている条件となる刺激を調節する）
　④自己強化（達成した行動に対して報酬を与える）
　⑤行動リハーサル（練習してフィードバックを受ける）
　⑥逆戻り防止（自己効力を発揮して獲得した新しい習慣を維持する）

2　カウンセリングのプロセス

［**ステップ1**］　セルフモニタリング
　健康の情報収集と，健康を害する行動や生活習慣病の危険因子のアセスメントをする。ここは健康心理カウンセリングを行う動機づけの部分にあたる。
(1)心理的・身体的・社会的ウェル・ビーイングの現状のチェックを行い，その要素の増減を図る
・心理的ウェル・ビーイングの要素のチェック
　①自分の感情を素直に表現することができるか。
　②たいていのことはコントロールすることができると感じているか。
　③良い気分でいるときが多いか。
　④怒りなどのネガティブ感情を上手な方法で表出できるか。
　⑤いろいろなことにチャレンジする気持ちがあるか。
　⑥楽観的であるか。
・身体的ウェル・ビーイングの要素のチェック
　①適正体重を維持しているか。
　②1日に30分以上の運動（早足歩き，ジョギング，水泳など）を週に3，4回しているか。
　③平均して7，8時間の睡眠をとっているか。
　④アルコール摂取は適量であるか。
　⑤間食をしていないか。
　⑥朝食をきちんと食べているか。

⑦タバコを吸わないか。
・社会的ウェル・ビーイングの要素のチェック
　①他人と正直に関わっているか。
　②利己主義な行動はせずに他人の気持ちに配慮しているか。
　③社会的な活動に参加し,さまざまな人との交流を楽しんでいるか。
　④個人的な感情について話すことができる人がいるか。
　⑤自分の性役割を肯定的に受け止めているか。
　⑥社会的に問題となる行動は改めようとしているか。
　⑦人生を楽しんでいるか。
(2)生活習慣病の危険因子をチェックし変容する

　三大死因である心臓疾患,癌,脳卒中やその他の生活習慣病には,喫煙,高血圧,高コレステロール,肥満,運動不足,アルコール依存,薬物乱用,ストレス,危険な性行動などの危険因子が関わっている。その改善を図る。

(3)セルフモニタリングフォームを作成し記録する

　ターゲット行動に関する時間,場所,先行する出来事,行動時に一緒にいる人,後に生じる反応などを検討し,刺激と反応の関係を理解する。このモニタリングフォームを記録し続けることによって行動分析をするだけでなく,始めたときと比べて後の進歩がよくわかり,行動変容の動機も高まる。また,準備要因,実現要因,強化要因を抽出することにもなる。

[ステップ2]　目標設定

　行動変容の目標を明確にする。以下の条件がかなうことが望ましい。
(1)目標が特定されること
(2)目標が現実的,具体的であること
(3)目標が適度にチャレンジするものであること
(4)目標が行動の変化に焦点をあてていること
(5)目標が短期的なものであること

[例]　「来週の目標は，水泳を，火曜日と金曜日のpm4：00から1時間，娘と一緒にする」

設定した目標達成を成功させるには，以下のことを伴うとよい。
①「本当にそうなりたい」と動機を高める。
②「自分が目標を達成した姿」をイメージに浮かべる。
③「自分の目標と同じことを達成した人」をよく観察して真似る。
④「自分で何度も」それを試してみる。
⑤「それができる！」と人に励ましてもらう。
⑥「それを試して失敗したらまた別の方法」を試みる。
⑦「それをやりやすいように」環境を整える。
⑧「その問題に関する知識」をもっと増やす。
⑨「自分にはそうする力があるにちがいない」と信じる。
⑩「サポート」を得る。

[**ステップ3**]　刺激のコントロール
(1)内的コントロールの強化と自律
　内的コントロールの強い人は，行動の結果を自分自身の能力や努力に帰属させ，外的コントロールの強い人は結果を他者の援助や運・不運に帰属させる。内的コントロール資源は自分の能力，努力であり，外的コントルール資源は，環境の整備や人の援助である。
(2)物理的環境刺激，社会的環境刺激，自己内刺激のコントロール
　物理的環境刺激のコントロールはもっとも始めやすい（家の中の高カロリーの食べ物を捨てる）。社会的環境のコントロールは重要であるが困難も伴う（禁煙をしているときにタバコを吸う元の仲間に会わない）。自分の内の刺激のコントロールはもっとも難しい（もうこの状態に耐えられないからやめたい）。
(3)三要因のコントロール
　準備要因(行動の動機づけや理論づけとなっている要因)，実現要因(行動を実現させている条件や要因)，強化要因（行動に対する報酬や

誘因，継続の要因）を，コントロールする。
　　［例］「禁煙を試みる人のための刺激のコントロール」
・要因の考え方を変えていく。
　①喫煙により病気を引き起こす率は少ない。→「多い」
　②禁煙に成功する人は少ない。→「意志の強い人が多く成功している」
　③タバコだけでは肺癌にならない。→「なる可能性が高い」
　④タバコはやめられないと思う。→「やめられるものだ」
・刺激，要因をなくす。
　①家にはいつもタバコの買い置きがある。→「捨てる，人にあげる」
　②自動販売機がすぐそばにある。→「そばを通らない」
　③タバコを吸っていると間がもつ。→「ほかのことをする」
　④吸っていないと手持ち無沙汰だ。
・刺激，要因から離れる。
　①周囲の友人はほとんどみなタバコを吸っている。→「そばに行かない」
　②タバコでストレスが解消されるから吸う。→「ストレスマネジメントを習得する」
　③仕事の能率が上がる気がする。→「気のせいである」
　④タバコを一服すると話がしやすくなる。→「コミュニケーションスキルを学ぶ」

［ステップ4］　自己強化
(1)行動達成への報酬

　自分で自分の行動の達成に対して報酬を与える。行動変容の初期に効果が高い。条件づけが効果的に行われるように，初期に直接的，短期的，楽しい報酬を与える。
　　［例］「今週は目標まで体重が減らすことができたから，洋服を買う」
　　　　　「タバコを1週間吸わないでいられたから，部屋にきれいな花をいっぱい飾る」

(2)感情からのアプローチで支援

　感情緩和のためのリラクセーション技法（自律訓練法の第1，第2公式など）を習得する。行動変容時の不安，緊張の低減に効果がある。また，リラクセーションは，カウンセリングのプロセスで新たに得た感情や思考をどの程度受け入れているか，弛緩した状態によって見定める効果ももつ。

(3)思考からのアプローチで支援

　自分の認知的な資源・傾向を確認する。

　「自分は結果をよく考えて行動する」「自分は失敗から学び，次回は違った行動を試みる」「家族や友人は私の判断を信じている」「自分は物事を決定する前に他の選択肢も考慮できる」と考える。

[ステップ5]　イメージ訓練と行動リハーサル

　自分のイメージの中で新しい行動を行ってみる。何度もイメージで練習したら実際に行動に移す。自己批判したり，自分の姿を鏡で見たり，ビデオでとったりして検討する。そして他人からの肯定的，建設的なフィードバックを受ける。

[ステップ6]　逆戻り防止

(1)逆戻りの起こるとき

　以下のようなときに逆戻りが生じる。

　①抑うつ状態，不安，葛藤，ストレスフルな状況など，ネガティブな情動のとき
　②目標を失ったり動機が低くなったとき
　③家族や友人からのサポートが失われたとき
　④もともとその行動をとっていた場所や状況に再び身をおいたとき

(2)逆戻り防止

　カウンセラーは，クライエントに自分自身で行動を維持していく役目を果たすように教え，その遂行を以下のように支持していく。

①認知行動的介入
②ライフスタイルの再調整
③リラクセーション
④自己効力感を高める

　自己効力感（self-efficacy）は，「求める結果を達成するための資質と能力を自分が備えているに違いない」という，実現可能性に関する信念と感覚である。もっとも有効な逆戻り防止法である。

3　健康心理カウンセリングのプロセスで生じる効果

1　健康心理カウンセリングの効果

　健康心理カウンセリングを進めていくうちに，クライエントは，ほぼ，以下のような順に効果を体験していく。
①不安感，緊張感が低減し，安心感，リラックス感が増す。
②問題の見方を検討していくと認知の変容が生じる。
③自己，他者に対する信頼感が上昇していく。
④自己像，自己評価が上昇する。
⑤自己効力を感じ，高めていくようになる。
⑥チャレンジする気持ちが強くなる。
⑦自己成長から自己実現をたどる。

2　ポジティブな視点の広がり

　「不安，恐怖，怒り，攻撃などのネガティブな側面に目を向けるよりも，愛情，希望，楽観性，ユーモアなどの側面に焦点をあてて，ポジ

ティブな個人資源の開発とポジティブな共存の社会をめざす」というポジティブ心理学の姿勢は，生活習慣病の予防や疾病の回復，問題行動の改善，さらに，自律と自己実現という上位の人生の質をめざし，パーソナリティを肯定的に表し，自己，他者を受容するようになる。

　人間は長所によって成長する。健康心理カウンセリングのプロセスで，個人のポジティブな資質を見出し強調することは，それを広げ，強め，病んだ部分と置き換えていくことができ，逆に活力を与えることになる。困難や弱い部分を見つけて問題の矯正に焦点をあてることも必要であるが，それ以上に，成長する力に焦点をあてていくことが，心理・教育的な介入の「健康心理学モデル」であり，クライアントの健康をめざした行動変容を起こす動機を高め，促進していく(野口，1997)。

4　健康心理カウンセリングの課題

1　カウンセリングの評価

　カウンセリングの効果があがったかどうかを評価するには，客観的に明らかな行動変容の観察，回数，費用対効果，臨床検査の数値の変化などの量的方法を用いることができるが，多くを質的方法に頼らざるをえない。プロセス評価としての質的評価は，観察，理論の適切な選択・構築，カウンセリングの進み具合，クライアントの反応，カウンセラーの反応，能力なども含む。また，上記の健康心理カウンセリングの効果が生じること，さらにクライアントの満足感など主観的なものが多くを占める。経過評価，影響評価，結果評価などの視点から，健康心理カウンセリングの評価法を考えていくことが求められる。

2 個人の変容を超えて

「健康」の定義の三側面である心理的・身体的・社会的ウェル・ビーイングの達成を個人のレベルで考えると，その人の感情，思考，行動を目標とする方向へ変えていくことで達成可能であるが，さらに，その変容には，個人・集団の教育面と組織や環境面両方のアプローチを考えることが重要である。

教育面のアプローチは，必要とされる変容を準備し，実現させ，そして強化することにより，自発的に行動を変えさせようとするものである。組織・環境面からのアプローチは，変容を実現させ支援する社会的および物理的な環境が必要で，かつ疾病の原因となるような環境要因からの保護も必要である。この2つのアプローチは多くの場合密接に関連している。

この関連の重要性を十分に認識しながら，健康達成のために各人が変えるべきことを定め，その論拠，その技法を習得することが必要になる。健康心理カウンセリングは，幸せと健康の目標に向かって，人と社会を変え，進めていくためのものである。

文　献

バンデューラ A.　本明　寛・野口京子(監訳)　1997　激動社会の中の自己効力感　金子書房
　(Bandura, A.　1995　*Self-efficacy in changing societies*.　Cambridge：Cambridge University Press.)
エリス A.・ドライデン W.　稲松信雄・重久　剛・滝沢武久・野口京子・橋口英俊・本明　寛(訳)　1996　REBT入門——理性感情行動療法への招待——　実務教育出版
　(Ellis, A., & Dryden, W.　1987　*The practice of rational-emotive therapy*. New York：Springer.)
野口京子　1997　健康心理カウンセリングの理論　健康心理カウンセリング——基本ガイド——　日本健康心理学研究所

《*topics*》
◈技法のパッケージ

　1970年代から，行動療法を基礎として，認知の修正をねらう技法を加味した認知行動療法が発展してきました。認知行動療法とは，クライエントの問題を環境・行動・動機づけ・感情・情緒・認知そして身体反応という複数の観点からとらえ，クライエントの自己理解を促進するとともに，問題解決能力を向上させ，自己の問題をセルフコントロールしながら，合理的に解決する能力を増大させることをねらいとして行われる，構造化された治療法のことです。

　認知行動療法においては，特定の症状や問題を示すクライエントを対象に，その症状に効果がある行動的技法や認知的技法がパッケージとしてまとめられた「治療パッケージ」がいろいろと開発されています。たとえば，認知行動療法の代表であるベック(Beck, A. T.)の「認知療法」も，うつ病を治療標的とした治療パッケージです。また，マイケンバウム(Meichenbaum, D.)の「ストレス免疫訓練」はストレスの低減を治療標的とした技法のパッケージです。このほかにも，いろいろな症状をターゲットとした多くの「治療パッケージ」が開発されています。

　それらの「治療パッケージ」で用いられている行動的技法には，「モデリング」「行動リハーサル」「エクスポージャー」「リラクセーション」「社会的スキル訓練」「主張訓練」「行動強化法」「活動スケジュールの作成」などがあります。また，認知的技法には，「患者特有の意味の理解」「患者の思考を裏づける証拠の検討」「原因帰属の変容」「破局的見方の修正」「選択肢の検討」「イメージの置き換え」「認知的リハーサル」「自己教示法」などがあります。

　しかし，各種認知行動療法に共通して用いられている技法もあります。それは，クライエント自身が自分の行動・感情・思考などを観察して記録する「セルフモニタリング法」と，クライエントの不適応な認知を修正する「認知的再体制化法」です。

　このように，「セルフモニタリング法」と「認知的再体制化法」を基盤に，各種の技法が症状や問題に合わせて効果的にパッケージされているため，認知行動療法の各種治療法は高い効果をもった治療法となっているのです。

〈福井　至〉

第4章
健康心理カウンセリングの実際

1 健康行動と健康心理カウンセリング

　本章では，これまで述べてきた健康心理カウンセリングの諸理論と技法を実際の健康問題にどのように適用し，その成果をあげているか，また，その限界や課題は何か，について明らかにしていくことにする。とくに，健康心理学領域において主として問題とされている喫煙行動，飲酒行動，食行動，性行動(HIV/AIDS)，タイプA行動などへの健康心理カウンセリングの実践のようすについて解説を行う。
　まず，喫煙行動に対する健康心理カウンセリングでは，喫煙という不健康な行動の習慣化を解除し，禁煙（喫煙習慣からの解放という意味では「解煙」という表現がふさわしいかもしれない）という新しい健康行動を獲得させることが目的となる。
　そのアプローチ法は，クライエントの喫煙行動を取り巻くさまざまな要因に関する査定段階から始まり，「解煙」という新しい健康行動の獲得に至る流れである。具体的には，強化や消去，シェーピングなどの学習理論の原理を活用した（認知）行動論的手法を用いた介入が中

心となる。その基本枠組みは，個人の認知的要因であるレディネス（準備性）に焦点をあてた段階的変化モデル（Prochaska & Norcross, 2002）に依拠している。

　しかし，健康心理カウンセリングでは個人の行動変容のみを対象とするわけではない。むしろ，その予防的意味およびコストパフォーマンスの面からも集団への教育的介入が非常に重要な課題であり，その成果も大きい。したがって，ここでは喫煙行動の習慣化を防止する集団的・予防的介入についても言及される。

　飲酒行動に対する健康心理カウンセリングでは，とくにアルコール依存者およびその家族への支援の問題が取り上げられている。アルコール依存者の家族カウンセリングでは，問題回復のための重要な担い手となる家族を，「依存症への巻き込まれ状態」から引き離し，冷静な目で患者を見ることができるようにすることが課題となる。そのためにカウンセリングにおいて重要なポイントになるのは，その問題の維持，形成に影響してきた親子関係，夫婦関係への気づきであることが指摘されている。さらに，再発防止のための自助グループなどのソーシャルサポートへの具体的な方略のあり方，断酒継続に不可避的に生ずるストレスと対処，などについても言及されている。

　食行動に対する健康心理カウンセリングでは，とくに中高年の減量の問題が取り上げられている。その行動変容プログラムは，段階的変化モデルをその枠組みとして，対象者の変容に向けての動機づけ水準，レディネスなどを考慮しながら，食に対する態度および食行動の変容への介入の仕方が具体的に例示されている。

　性行動に関する健康心理カウンセリングでは，とくにHIV/AIDSの問題が取り上げられている。HIV/AIDSの心理学的援助についてはすでに欧米では重要な健康心理学的課題として認識されているが，わが国では近年になってようやく注目されるようになってきた。とくに，健康心理学的理論に基づいた感染者のソーシャルサポートの強化やグループ・ストレスマネジメント訓練が生体の免疫機能向上に有効であ

ること，HIV/AIDS感染予防のために正確な知識・情報の広報・教育啓発活動，ボランティア活動への参加などの健康心理学的アプローチの必要性が指摘されている。

最後に，タイプA行動に関する健康心理カウンセリングについて解説されている。わが国ではいまだCHD（冠状動脈性心疾患）の発症予防を目的としたタイプA行動変容のカウンセリングは未開拓の分野であるといえる。本稿ではそうした問題について指摘され，現状と今後の課題を中心に解説がなされている。

これまで報告されているCHD患者の再発防止のための医療的介入の中でタイプA行動の修正の試みがいくつかなされており，そこでは，行動変容の動機づけやタイプA行動に関する知識学習，行動論的手法によるタイプA行動の修正，セルフコントロールあるいはリラクセーション法の習得，といった包括的行動変容プログラムが実施されている。しかし，修正されたタイプA行動の維持の困難性など，カウンセリングにおける種々の問題が指摘されており，こうした側面への健康心理学の貢献，取り組みの重要性について言及されている。

以上の問題の詳細については各節を読んでいただきたいが，健康心理カウンセリングでは単に個別の問題行動あるいは疾病の治療にのみ焦点づけられているのではなく，その予防的行動あるいは修正された新しい行動の維持という，より包括的で多面的な視点からの介入を意図していることにも注意していただきたい（小玉，2002）。

2 喫煙行動のカウンセリング

(1) 健康における喫煙の害と社会的ニーズとしての喫煙対策

　喫煙が健康に与える悪影響は非常に大きく，タバコを吸うことによって癌や循環器系，呼吸器系の疾患，糖尿病などさまざまな疾患の罹患や死亡の危険性が高まることが明らかにされている。このような喫煙という不健康行動は，個人の健康に害を及ぼしているだけではなく，公衆衛生の立場から考えても大きな損害を引き起こしており，喫煙によって医療費の約5％が増加しているといわれている。なかでも，癌は，喫煙による影響をもっとも受ける疾患と考えられており，癌の発症の約30％が喫煙単独の原因だとされている。また，癌以外の疾患においても喫煙によって受けるリスクは非常に大きく，たとえば，虚血性心疾患や冠状動脈・大動脈の動脈硬化，慢性気管支炎，肺気腫などがあげられる。

　わが国の男性の喫煙率は，他の先進諸国に比べると非常に高い。近年，男性の喫煙率は低下傾向を示しているものの，2000年度の男性の喫煙率は53.3％であり，これは，決して低い数値とはいえない。また，近年では，男性の喫煙率が低下する一方で，若年層における女性の喫煙率が増加しており，喫煙対策の必要性が示唆されている。厚生労働省が提案した「健康日本21」では，健康政策の1つとして喫煙対策があげられている。このことは，喫煙という生活習慣を低減することが，いかにわが国の健康問題において重要であるかを示しており，現代社会のニーズとして喫煙対策が位置づけられていると考えることができる。このような不健康行動を変容するための治療的アプローチや喫煙行動が習慣化しないための予防的な取り組みは，まさに健康心理学が担うべき役割であると考えられる。

(2)喫煙行動に関する健康心理カウンセリングとは

　喫煙に関する健康心理カウンセリングとは，行動科学に基づいて喫煙行動を修正することを意味している。具体的な内容としては，禁煙指導であり，喫煙者が禁煙するために行動変容プログラムを実施することである。

　ここでは，喫煙という不健康行動の習慣化を解除し，禁煙という新しい健康行動を獲得させることが，健康心理カウンセリングの目的である。まず第1に，クライエントの禁煙に対する意思や禁煙しようと思った動機など，クライエントの喫煙行動を取り巻くさまざまな要因について整理する必要がある。そして，第2に，習慣化した不健康行動の連鎖を徐々に解除しながら，喫煙しないという新しい行動の形成をめざしていくのである。つまり，新しい健康行動の獲得やそのための行動変容に焦点をあてた行動カウンセリングが，喫煙行動に関する健康心理カウンセリングのアプローチ法だと考えることができる。行動カウンセリングでは，最終的な結果である行動を重視しており，具体的には，強化や消去，シェーピングなどの学習理論の原理を活用して，行動の修正を行っていく。このような心理療法の代表的なものとして，行動療法，あるいは認知行動療法がある。

(3)行動療法による禁煙指導と薬物療法

　行動療法あるいは認知行動療法では，まず最初に，クライエントが修正しようとする問題行動について特定化する。ここでは禁煙に向けての行動修正ということになる。その際，クライエントの喫煙行動に関連したさまざまな要因を整理し，喫煙行動と強く結びついている要因を特定化する。たとえば，毎日，吸っているタバコの本数やもっともタバコを吸う状況，あるいは，喫煙や禁煙に関する動機について把握したり，禁煙することのメリットやデメリットをクライエントがどのようにとらえているのかなど，客観的な行動アセスメントを行い，データを収集する。つまり，喫煙行動における先行刺激とその反応との

関連性を十分に把握する必要があり，そのためにはセルフモニタリングが重要である。そして，このようなデータに基づいて，治療のためのストラテジーを検討し，実際の治療が始まるのである。

このような禁煙のための健康心理カウンセリングを実施するにあたっては，①禁煙という行動修正の目標を確認する，②クライエントの喫煙行動に関連する要因についてアセスメントする，③治療方針を検討し，行動変容プログラムを実施する，という点に，とくに注意することが重要だと考えられる。また，習慣化した不健康行動の修正を目的とした治療が成功するためには，クライエント自身が自分の行動を変容しようという積極的で強い意志も非常に重要な要因である。

禁煙指導の場合は，このような心理的な要因以外に，ニコチンという依存性物質による影響も大きいため，薬物療法と心理療法を併用することが効果的だと考えられている。言うまでもないが，タバコは薬物であるため，タバコに含まれるニコチンによって依存症を引き起こす。ニコチン依存症に陥っているクライエントは，禁煙することによってニコチンの離脱症状(禁断症状)があらわれるため，ニコチンパッチやニコチンガムを利用することで，これらの症状を緩和する。これがニコチン置換療法と呼ばれる薬物療法である。このような薬物療法によって，禁煙が成功する可能性は高くなるが，薬物療法だけでは，禁煙行動が持続しにくく，長期的な効果はあまり期待できない(Grunberg et al., 2001)。喫煙行動は，習慣化した不健康行動であるため，行動科学的なアプローチによってその行動を修正する必要があり，行動療法に代表される禁煙指導は，新しい健康行動を獲得させる心理療法である。したがって，禁煙指導のより長期的な効果のためには，行動療法と薬物療法とを併用することが重要である。

(4)喫煙における行動変容の段階と行動科学のモデル

健康心理カウンセリングにおける禁煙指導の治療的アプローチとして，行動療法について紹介したが，喫煙者が禁煙していく行動変容の

第4章　健康心理カウンセリングの実際

段階についても十分に理解しておく必要がある。たとえば，喫煙は健康にとって悪い影響を及ぼすという知識があっても禁煙できなかったり，禁煙することを決意したり実行してもリバウンドしてしまうなど，喫煙行動には，認知的な要因が影響しており，それらが，禁煙行動が成功するかどうかを決定づけている。

　健康に関する行動変容の過程やその仕組みを理解することによって，個別による治療だけではなく，集団を対象にした禁煙指導が実現できる。健康心理カウンセリングにおいて，集団における治療介入は，コストパフォーマンスという点から考えても非常に重要であり，その成果は大きい。そこで，個人の認知的要因であるレディネス(準備性)に焦点をあてた行動科学のモデルとして，段階的変化モデル（ステージモデル）を紹介する。

　ステージモデルとは，喫煙者が禁煙に至るまでの行動の変化を段階（ステージ）としてとらえ，行動変容の過程を説明した理論である（Prochaska & DiClemente, 1983）。このモデルでは，習慣化した不健康行動が修正されていく行動変容の過程を5つのステージから理解している。禁煙行動を例にあてはめてみると，まず，禁煙しようという意志がまったくない，無関心期 (precontemplation) というステージがあり，次の段階として，禁煙しようと思い始めるが，まだ実際には禁煙が開始できるだけの準備ができていない，という関心期(contemplation) がある。そして，禁煙をするために，具体的に目標を考え，計画を立て始め，実際に禁煙を試みるという，準備期（preparation）があり，さらに，実際に禁煙を実行し始め，約6か月の間，禁煙することを努力する，実行期(action)というステージがある。そして，最後のステージとして，禁煙という新しい健康行動を持続しようとする，維持期(maintenance)というステージがある。さらに，これらのステージと自己効力感 (self-efficacy) や誘惑されやすさ (temptation)，メリット・デメリット（pros, cons）といった喫煙行動を規定する認知的要因が関連していることが明らかにされている。

このように，不健康行動の変容過程をステージとして考えることによって，ステージごとに異なった治療的アプローチが実施でき，また，集団による治療的介入も可能となる。わが国では，スモークバスターズという禁煙指導プログラムが開発され，禁煙のステージを考慮した行動科学的なアプローチとして普及している（中村・大島，1992）。このような行動科学のモデルに基づいた禁煙指導は，健康心理カウンセリングとして非常に重要であり，多くの臨床研究から，ステージの有用性と治療効果が実証されている（Prochaska & DiClemente, 1992）。

(5) 喫煙行動に対するアプローチ：治療から予防へ

　先に紹介したように，喫煙行動に関する健康心理カウンセリングの内容とは，禁煙のための治療介入である。しかしながら，治療的な取り組みだけではなく，一次予防としての働きかけも健康心理学が担う社会貢献であることを考えると，喫煙行動の習慣化を防止する予防的介入も健康対策として非常に重要である。

　喫煙行動に関する治療と同じように，予防的介入においても，行動科学の原理に基づいたアプローチが有効であることが示唆されている。たとえば，禁煙行動の変容に関するステージモデルを，不健康行動の習慣化を防止するための行動変容のモデルとして適用できるという提案である（Otake & Shimai, 2001）。具体的には，喫煙行動が開始されていない，あるいは喫煙行動が習慣化していない未成年が主な対象者であり，学校現場において効果的な喫煙防止教育を実施することが提案され，その介入効果が実証されている。このような喫煙行動に対する予防的なアプローチは，従来の治療を中心とした心理療法ではなく，新しい健康心理カウンセリングの1つの方向性である。

3 飲酒行動のカウンセリング

1 カウンセリングを要する飲酒行動

わが国のアルコール摂取量は年々急激な増加を示している。それとともにアルコール関連問題も急増しており、さらには若年化、女性の問題飲酒者の増加など、その範囲も拡大しつつある。

飲酒行動のカウンセリングは、クライエントの状況により多様であるが、本節では、飲酒行動のカウンセリングの中でもっとも困難と思われるアルコール依存症に焦点をあて、そのカウンセリングの流れについて述べる(以降クライエントは患者あるいはアル症(アルコール依存症)患者として記述する)。

2 アルコール依存症とは

ICD-10(国際疾病分類)によると以下の6項目のうち3項目以上を1年間に経験した場合、アル症と診断される。
 a. 飲酒への強い欲望または強迫感
 b. 飲酒量のコントロールが困難
 c. アルコールを中止または減量したときの離脱症状
 d. 耐性の出現
 e. 飲酒以外の楽しみや趣味を無視するようになる
 f. 明らかに有害な結果が起きているのに、アルコールを飲む

平易な定義をあてると「連続したアルコール摂取により、飲酒のコントロールが不可能になった状態」(森岡, 1989)となる。すなわち、

飲み始めると飲み続けなくてはいられない連続飲酒状態になり，それを無理にやめると幻覚やうつ状態などの離脱症状が生じる。思考がすべて飲酒で埋めつくされたような状態である。

近年まで，この状態は，アルコール中毒（アル中）といわれ，意志や人格の問題と思われてきたが，最近の，とくに遺伝子レベルでの研究が進むにつれ，体質病的な側面も明らかになりつつある。しかしながら，その原因はいまだ十分に解明されておらず，根本的な医学的治療方法もない不治の病であり，飲み続けた場合の平均寿命は50歳前後といわれている。

したがって，カウンセリングを含む依存症治療において，現状での最終的な到達目標は，自らの意志で完全にアルコールを断つ，すなわち「断酒」という回復（リカバリー）になる。

また，一般的に考えられているより多くの患者がいることも，この疾患の特徴である。厚生省とWHOとの連携調査では1998年時点でわが国では240万人の患者が推定されている。国民全体からみて1％に達する発病率であるが，成人を母集団とすると2～3％の発病率になる。これらの患者の多くは，自己の病気の存在に気がつかない，あるいは気がついても否認を続ける潜在患者であり，大量飲酒に起因する身体的疾患の影に隠れ，一般病院への入退院を繰り返しながら，次第に病状を進行させている。

さらに，この疾患は本人のみではなく，家族をも巻き込み進行していく。実際の統計はないが，筆者の経験では，依存症者の配偶者には癌等，ストレスに起因すると思われる疾患を発症している者が多い。また，家族システムに与える影響も深刻である。

「共依存」や「アダルトチャイルド」などのことばもアル症患者の家族システムに焦点をあてたものであるが，治療的に有効であるがために生まれた概念でもある。

3 アルコール依存症のカウンセリング

(1) 本人以外から始めるカウンセリング

アル症のカウンセリングの場合，必ずしも本人のカウンセリングから始める必要はなく，むしろその配偶者や親など，家族から始めたほうが有効であることが多い。また，家族自身も依存症者から受けるストレスにより，精神的に不安定であるケースも多く，依存症者と家族の双方でカウンセリングが必要な場合が多い。さらに，家族を含め本人の社会的損失を最小限にとどめるために，職場や学校などへの働きかけも重要であり，なおかつ治療的にも意味をもつことが多い。家族や本人が職場などへの働きかけを拒否することも多いが，この疾患の場合，家族やカウンセラー以外，誰にも知られずに治療することは困難であり，また，一応の回復段階に至って社会復帰したとしても，職場等の理解が十分でない場合，再飲酒へと振り出しに戻ることも多い。

(2) イネーブラーとプロボーカー

それでは，飲酒行動を止めるために，家族は何をすればよいのであろうか。また，家族に対しどのような指導を行えばよいのであろうか。これはきわめて難しい課題である。まず，アル症患者の病態・行動が，ある程度はステレオタイプでありながらも，やはり個人レベルで異なること，また家族と患者の関係のあり方がさまざまであることから，画一的な方法はない。しかしながら，家族とアル症患者のアルコールへの認識のズレから生じる，間違った対応は共通するところがある。これがイネーブラー（enabler：可能ならしめる人）とプロボーカー（provoker：怒る人）という2つの対応の典型である。

イネーブラーは別に「支え手」ともいわれる。たとえば，アル症患者の起こした問題の尻ぬぐいに奔走したり，時にはその責任の肩代わりをしたりする。こうしたイネーブラーが中心となり，アル症患者の

周りに飲酒を継続させるシステムが自然とできあがっていることがある。こうしたシステムが強固であるとアル症患者本人が自分の飲酒の問題に直面することがなくなり，問題の解決はさらに先延ばしとなる。配偶者や親がこうしたイネーブリングに陥りやすいが，カウンセラーもそのシステムの一端を担う可能性がある。アル症患者や家族に対して援助を与えることは職務の1つであるが，援助の与えすぎには注意する必要がある。

プロボーカーはイネーブラーの<u>亜型</u>ととらえることもできる。これは，アル症患者に飲酒させないように，酒を隠したり，捨てたり，時には激しく叱責するなどして，患者を責めることに時間を費やす者である。しかしながら患者のアルコールへの執着は，感情的な怒りや，物理的に酒を遠ざけることでは弱くはならず，むしろ，その執着を強めることが多い。また，病状が進み，社会からひきこもって独り飲酒する患者にとっては，プロボーカーは唯一の「友人」であり，その注意を自分からそらさないために飲酒を続けるという悪循環に陥ることもある。

家族に対するカウンセリングは，こうした自分たちの対応に気づかせることが第一となるが，さらには，これまでの間に培ってきた，親子関係，夫婦関係の根本を変える必要があることも気づかせるべきあろう。つまり，アル症患者と自分を同等の立場におかないこと，患者がこれまでとは，まったく異なった存在であり，自分たちとは違う価値観をもった存在であることを気づかせることである。これは，さまざまな形で家族の対応にあらわれる。時には突き放したような形の親子・夫婦関係になろうが，今後アル症回復のための重要な担い手となる家族を，依存症への巻き込まれから逃れさせ，冷静な目で患者を見ることができるように方向づけることは重要なことである。

(3) 本人へのカウンセリング

アル症への介入を始めるにあたりもっとも考慮を必要とするのは，

その介入時期であろう。患者の抵抗には3段階があるといわれており(Amodeo & Liftik, 1990)，その第1段階は，病気を認めることへの抵抗，第2段階は治療への抵抗，第3段階は回復への抵抗である。以下は，それぞれの段階での介入・カウンセリングの要点について，早期介入，中期介入，後期介入に分けて述べる。

①早期介入

早期介入の場合，患者は強固な否認を続けていることが多く，場合によっては周囲の家族も，患者がアル症であることを否認しようとする。このようなケースに対してアル症の回復を短期的な目的とするのはきわめて難しい。「底をつかないと治らない(落ちるところまで落ちないと治らない)」とは回復患者からよく聴くことばであり，また真実であろうが，患者の環境や状態によっては，困難を承知のうえで早期介入が必要となる。たとえば，飲酒のうえでの暴力がエスカレートしている場合や，子どもに対して悪影響が及んでいる場合(ひきこもりや非行など)，また，本人が飲酒運転を常習とする場合も，早期介入が重要になる。このような場合は，個別の問題への対応が中心となろう。ただし，この段階で，カウンセラーが問題解決のために現実的に動くのは，緊急時以外差し控えるべきであろう。自分の飲酒の問題に気がつかせるためにも，患者自身が問題と対面するように仕向ける必要がある。

そして，その患者が対面するのは自分がアル症であるという事実であり，早期介入の目標はその事実の「否認」という壁の切り崩しになろう。表4－1はゴールドスミスとグリーン(Goldsmith, R. J. & Green, B. L., 1988)によるアルコール依存の否認のレベルである。早期介入では，すべての否認を取り除くことは困難であるが，おおよそレベル5程度の認識は，その後の治療のためにも必要なレベルである。具体的には，患者がもっている「アル中」のイメージの払拭，アル症の正しい知識の習得，その上での自己の状態を再認識させることになる。表4－2はわが国のアル症スクリーニングテ

表4-1　ゴールドスミスによるアルコール依存症否認の8段階

Level 1 : "No problem" 問題なし	問題を認めない
Level 2 : "A problem" 何らかの問題がある	何らかの問題は認めるが，アルコールが原因ではない
Level 3 : "Alcohol is a problem" アルコールが問題である	アルコールが問題であるが，飲酒はコントロールできるという確信がある
Level 4 : "Sobriety may help but can I control It" 飲まなければ問題はなくなるかもしれない，しかし飲酒はコントロールできる	アルコール依存症かもしれないが，飲酒のコントロールはできる
Level 5 : "Sobriety will help" 飲みさえしなければ問題は解決するだろう	アルコール依存症である。飲酒のコントロールはできない
Level 6 : "Sobriety is easy" 飲まないでいることは簡単である	飲みさえしなければ良い
Level 7 : "Sobriety is difficult" 飲まないことは困難である	飲まないだけではだめである。人生を変えていかねばならない
Level 8 : "Life is difficult" 生きていくことは難しい	否認の消失，人生への畏敬の念

ストの代表といってよいKAST(Kurihama Alcoholism Screening Test：久里浜式アルコール症スクリーニングテスト) であるが，これらを用いて，患者自身が自分の問題飲酒のレベルを把握することは有効な方法の1つである。

②中期介入

　自分がアル症であるという事実を不十分であるとはいえ，認めた段階ではあるが，具体的な治療には踏み出せないでいるのがこの時期である。認識レベルでの否認は少なくなったが，感情レベルでの否認がいまだ強く残存していること，精神科医療への心理的な抵抗などが，治療のさまたげとなっている段階である。そのためカウンセラーが精神科医療と離れた存在である場合，この時期の介入は有

表4-2 KAST（久里浜式アルコール症スクリーニングテスト）

番号	最近6ヶ月の間に次のようなことがありましたか？	回答カテゴリー	点数
1	酒が原因で，大切な人（家族や友人）との人間関係にひびが入ったことがある	ある ない	3.7 -1.1
2	せめて今日だけは酒を飲むまいと思っても，つい飲んでしまうことが多い	あてはまる あてはまらない	3.2 -1.1
3	周囲の人（家族・友人・上役など）から大酒飲みと非難されたことがある	ある ない	2.3 -0.8
4	適量でやめようと思っても，つい酔いつぶれるまで飲んでしまう	あてはまる あてはまらない	2.2 -0.7
5	酒を飲んだ翌朝に，前夜のことをところどころ思い出せないことがしばしばある	あてはまる あてはまらない	2.1 -0.7
6	休日には，ほとんどいつも朝から飲む	あてはまる あてはまらない	1.7 -0.4
7	二日酔いで仕事を休んだり，大事な約束を守らなかったりしたことが時々ある	あてはまる あてはまらない	1.5 -0.5
8	糖尿病，肝臓病，または心臓病と診断されたり，その治療を受けたことがある	ある ない	1.2 -0.2
9	酒がきれたときに，汗が出たり手が震えたり，イライラや不眠など苦しいことがある	ある ない	0.8 -0.2
10	商売や仕事上の必要で飲む	よくある ときどきある めったにない	0.7 0 -0.2
11	酒を飲まないと寝つけないことが多い	あてはまる あてはまらない	0.7 -0.1
12	ほとんど毎日，3合以上の晩酌をする（ウィスキーなら1/4本以上，ビールなら大瓶3本以上）	あてはまる あてはまらない	0.6 -0.1
13	酒の上の失敗で警察のやっかいになったことがある	ある ない	0.5 0
14	酔うといつも怒りっぽくなる	あてはまる あてはまらない	0.1 0

総合点	判定	グループ名
2点以上	きわめて問題多い	重篤問題飲酒群
0〜2点	問題あり	問題飲酒群
-5〜0点	まあまあ正常	問題飲酒予備軍
-5点以下	まったく正常	正常飲酒群

効である。実際に医療機関を経由せずに回復に至る患者も少なからずいる。ただし，断酒の継続のためには継続的な治療的アプローチが必要である。早期介入も同じであるが，断酒会，AA (Alcoholics Anonymous) などのエンパワーメント・ダイナミクスをもった自助グループへの参加を促すのも1つの方法であろう。自助グループへの参加に抵抗を示す者も当然ながら多い。しかしながら，断酒を当事者1人で継続させることは，ほとんどの場合，不可能である。そのためにもカウンセラーは患者が居住する地区の自助グループの状況を把握しておく必要がある。

　また，この時期に限らないが，「節酒」を試みる患者も多い。節酒ができないからアル症（コントロール障害）である。単純な理屈ではあるが，これに納得できないのは，感情的な否認のあらわれとも考えられる。ただし，この試みを単純に問題としてみることは避けるべきであろう。患者が主体的に自分の飲酒の問題に取り組もうとしている1つのステップである。肝臓疾患など身体的な障害がない場合は，その試みを容認するのも1つの方法であろう（ただし家族等と連携したモニターは必須である）。この試みの失敗を通して，感情的な否認も影を薄めていく。

③後期介入

　アル症治療のための入院を終え，社会復帰をめざす段階である。ここで注意したいのは，アル症治療を受けたからといって，アル症が治る（あるいは回復する）わけではないということである。アルコール医療関係の研究誌などには，退院後1年の断酒率は20～30％となっているが，筆者の経験では，おそらくその10分の1程度，2～3％が断酒継続できているレベルである。また，家族の中には，入院して治療を受けたことから，この時点で安心してしまう場合もあるが，入院期間はアルコールの解毒期間であり，その解毒状態を保つためにも，患者が再飲酒する前に，自助グループなどへ積極的に参加させる必要がある。退院したその日に，退院記念の一杯をや

ってしまう患者も少なからずいる。独りで退院させることは避けなければならないことの1つである。また，自助グループに入ったから必ず断酒が継続できるわけではない。自助グループにおける具体的な方略は，過去の体験の掘り起こしであり，後述する「再評価」である。これは，再発防止には一定の効果があるが，断酒後間もない患者の場合，過去のつらい思い出とともに，酔いの気分を呼び起こす危険もある。少なくとも自助グループ参加が安定するまでは，家族が同伴することは重要なことである（自助グループの性格上，カウンセラーなどの専門職は参加できない）。さらに，社会復帰を急ぐあまり，無理な仕事を続け，それが再飲酒の引き金となる場合も多い。退院後数か月はまだ治療期間といってよいであろう。社会復帰をめざすのは，少なくとも断酒期間が1年目を過ぎてからでもよい場合がある。それで職を失うことがあっても，命を失うよりは幸運であろう。

(4)終わらない介入——断酒継続のストレスと対処

アル症は不治の病である。そのため完全断酒が何年続いても，その疾患が治るということはない。数十年断酒した患者でも，飲酒欲求に悩まされることは少なくない。最悪の場合は，リラープス（relapse：再発，ぶりかえし）を引き起こし，連続飲酒発作の果てに数週間から数か月で死亡するケースもある。小畑・茨城県断酒連合会（2000）は回復患者の飲酒欲求への対処行動を調査し，「認知—再評価」型の対処行動（具体的には「飲酒時代の惨めな行動を思い浮かべる」「家族に与えた苦しみを思い出す」など）が，もっとも有効なものであることを見出している。ある意味では本人がアル症患者であることを意識しなくなったときがもっとも危険であり，新たな否認といってもよいもののように思われる。カウンセラーに限らず，周囲の人は，忘れたい過去であっても，時には，患者とその過去について話し合うなどの継続的な配慮が必要である。

4　食行動のカウンセリング

はじめに

　人にとって「食べること」は生命を維持していくための重要な本能行動である。しかし同時に、「飲食」は楽しみやストレス解消、社交の手段になるなど心理社会的意味ももっている。

　現在、日本は豊かな食環境にあり、人々は、容易に運動不足と過食の状況におかれやすい。そしてその結果としてもたらされる肥満が、単に「体重の増加」にとどまらず、疾病のリスクを高めたり、疾病要因となることは広く認識されている。

　肥満の解消は、基本的には食事量を減らすなどして、摂取エネルギーを消費エネルギーよりも少なくすることで達成される（一部、遺伝的な要因も唱えられているが、現時点ではそれらは多くの要因のうちの1つと解釈されている）。しかし、多くの食品が人々の食欲を扇動するように店先に並び、また食を媒体として人同士の多くの結びつきが成り立っている中で、体重を減らしそれを維持していくことは、栄養学に基づいたエネルギーの収支計算から導かれる予想ほど容易なことではない。

1　中高年の減量と食行動の変容への介入例

　中高年の肥満が生活習慣病などの疾病に直結することはよく知られることである。それを放置すれば、その後重篤な健康障害（脳梗塞や心筋梗塞）に結びつく可能性も考えられる。食行動を見直し肥満を改善することは重要である。しかし、それはまたこれまでの長い間の食習慣や生活を変えることでもある。生活の中の楽しみをあきらめたり、

第4章　健康心理カウンセリングの実際

時としてライフスタイルや人とのつきあい方の変更を余儀なくされることもあるかもしれない。これは自分の人生観を問い直すことにもつながる。対象者が，肥満を自らの健康問題として主体的に受け止め，行動を変える必要に気づき実行に移すことは，肥満改善に不可欠の要素である。こうした健康問題に対して心理学的資源を活用して支援することが健康心理カウンセリングの重要な役割の1つである。

以下，本節では中高年の減量を取り上げ，食行動の変容に関する健康心理カウンセリングからの介入例を示す。

なお，本ケースでは介入計画の策定・実行にあたりプロチェスカの段階的変化モデルをその枠組みとして用いた。このモデルは，対象者の態度を無関心期，関心期，準備期，実行期，維持期という5つの変化段階を仮定し評価する。その上で，各段階に合った介入を計画・実行し，より効果的に行動変容を進めようとするものである (Prochaska & DiClemente, 1982, 1983)。

(1)**プロフィール**

女性Aさん（50歳）は，夫（52歳）と子ども2人（男子）の4人家族の専業主婦である。

身長150.0cm，体重59kgでBMIは25.0を超え肥満と判定される体格である。Aさんの母方の親族には糖尿病の者が複数おり，ここ数年人間ドックを受けるたびに減量するよう指示されていた。しかし，子育てや家事の忙しさもありそのままにしていた。今回の人間ドックでは血糖値が基準値を超えているのが見つかり，医師からは減量を強く勧められた。

非常に知的で，ダイエットの知識はかなりあったが，それを実行するには至っていなかった。また，完璧主義的な考え方が強く，少しでもうまくいかないとあきらめてしまう認知傾向がみられた。

以上のことから，誤った認知を修正し，小さな成功を積み重ねることで自己効力感を高め，知識を具体的な行動として表出できるように

することが重要と考えられ，健康心理カウンセリングを中心に進めることにした。

(2) アセスメント

・行動変容の段階的変化モデルによる評価

　血糖値が上昇したことで，自分も不安な気持ちになり，下の子どもが今年高校を卒業したことを機会に，自分自身の健康を見直そうと決意，減量をしようと決めた。このことより行動変容段階では準備段階と評価された。

・生活および食行動のアセスメント

　以下のような問題点や要素が明らかにされた。

　①肥満が気になりながら自分の体重を知ることが怖くほとんど測っ

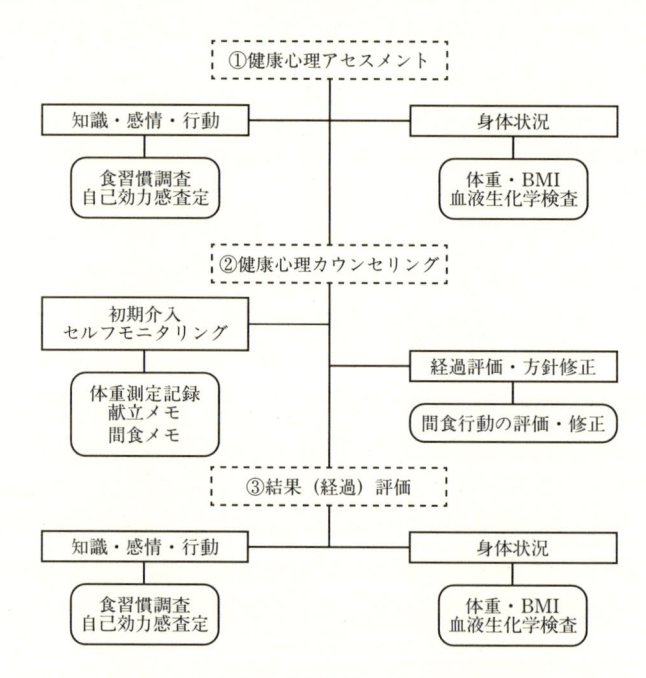

図4-1　健康心理カウンセリングの流れ

ていなかった。
②料理は上手で手早いが，成長期の男の子が2人おり，献立に炒めものや揚げものが多かった。
③子どものおやつや夜食のために買いおきする菓子類を，午後3時頃，間食に食べていることが多かった。1日平均3回の間食（午前と午後と夕食後）をしていた。
④その他の要素（行動修正のための積極的資源）
　減量の決意や行動を夫や子どもも支持しており，有力なソーシャルサポートが得られていた。

(3)初期介入

・セルフモニタリング
　体重や食事・間食を記録することで①から③のことを行った。
　①朝と夜，体重を測定し，体重の日内変動を観察する。
　②献立メモで料理に炒めものや揚げものの多いことを認識する。
　③間食した理由を書き出し，本当に空腹で間食しているのか，気晴らし食いかを観察する。
・学習：栄養的な知識・減量のための料理の工夫
　具体的な料理や食品の紹介を通して，脂質の摂取量をコントロールすることが，体重コントロールのためにはとくに重要であることが理解され，揚げものなどの献立を減らしほかの料理法を取り入れ，それが継続していけるよう自己チェック表を作り取り組んだ。
・認知の変容
　クライエントにはこれまで，空腹は身体によくないという認識があった。なぜそのように考えるようになったのか，これまでの経緯や経験を話してもらい，正しい知識の伝達と話し合いを通して誤った認知を修正し，正しい理解が得られるように働きかけた。

(4)変化の経過・指導内容の修正
・間食行動の修正のための具体的な技法など
　長年の習慣になっていた間食をやめることは難しかった。間食のことを忘れられるよう家事のスケジュールを変えたり，食後すぐに歯を磨くようにすることで，午前と夕食後の間食は比較的容易にやめられた。しかし，午後の間食はなかなかやめられず，やめようとしてストレスがたまり，かえってたくさん食べてしまうような失敗もあった。そこで，スモールステップ法に基づき，完全にやめるのではなく，回数を徐々に減らす，その量や種類を考えるなど，課題の負担を軽くし，達成可能な目標から再度開始した。さらに，もっとも間食したくなる3～4時頃にウォーキングに出かけ，家の中にいないようにするなど，衝動的な間食摂取を回避できるよう，反応統制法を取り入れた。この頃から，買いおきしていた菓子類についてエネルギーや脂質の量に気を配るようになり，購入はするものの種類と量が変わり，ポテトチップスなどが減った。また，目につかないよう戸棚に片づけるなど，自ら刺激統制法を活用できるようになった。
・間食の心理的背景の観察と対処
　間食モニターの中で，「何となく」「テレビを見ながら何となく」「手持ちぶさたでつい…」などの理由が多く観察された。こうした行動は習慣としてだけでなく，子育てがほぼ終了し，これまで自分がエネルギーを注いできたものを失った空虚感を埋めるためであることが理解された。カウンセリングの中では，この問題についてクライエントと話し合い，趣味など好きなことを始めることを勧めた。
　本人より子育てですっかり中断していたピアノを再開したいとの発言があったので，それを大いに支持した。
　行動変容の段階的変化モデルによる評価では準備段階から実行段階に移行したと考えられた。

第 4 章　健康心理カウンセリングの実際

⑸結果（経過）
・自己効力感・自己統制感の強化
　油の多い料理が減ったことや間食のコントロールが体重減少に結びつき効果をあげ，自分の体重を自分でコントロールできるという自信を得た。それにより本人は食事や運動にさらに意欲的に取り組み，3か月後3kgの体重減少を達成し，血糖値も正常範囲に低下した。
・行動変容の段階的変化モデルによる評価
　本人は糖尿病の家系であることから，健康維持のためにさらにあと2kgくらい減量したいと考えており，行動は維持段階に移行したと考えられた。

⑹評　価
　初回相談時は，段階的変化モデルでは，準備段階にあり，動機づけと行動変容の準備はできていたと考えられた。初期介入は，セルフモニタリングを中心に進め，課題達成のようすから行動は実行段階へ移ったと評価できた。この段階では，本人の栄養知識習得への意欲や料理技術の向上意欲をうまく活用でき，ある程度の減量を達成，行動はさらに維持段階へと移行したと判断された。

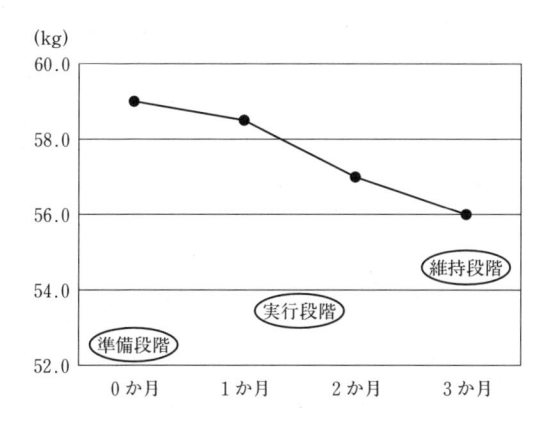

図4－2　体重の変化と食行動改善の変化過程

改善が困難に思われた間食では，失敗の経験を通して，目標を成功可能な単位と程度に分節化するスモールステップ法を用いて，目標課題をきめ細かく設定しながら進め，着実に成果をあげた。また常に目標を自分で決定し実行したことで，成功時に得られた自己効力感と自己統制感から少しずつ自信をもてるようになった。具体的な技法で間食行動を回避・修正する一方で，間食の根本的な要因の1つであった空虚感の原因に関するカウンセリングを行い，本人がその対処方法を主体的に発見できたことはとくに重要である。女性にとって子育ては男性の仕事と同じくらいエネルギーを使うと同時に生き甲斐になっていることが多い。そのような場合では，子育ての終了は「生き甲斐を失うこと」と言い換えられる。代替対象としてのピアノへの取り組みは，本例では減量後の経過を左右する重要な要素であった。なお，家族は当初より協力的で，家族での話題が，ダイエットにとどまらず，その他健康のことへ広がることも多かったようで，ソーシャルサポートとしての家族の協力や応援が得られたことも成功の一因といえる。

・若年者の減量との対比

　本例では健康不安という比較的明確な減量の目的が食行動の変容を促したといえる。肥満が直接疾病に結びつく可能性が高い中高年とは対照的に，若年者の減量にはこうした明確な目的をもたないものが少なくない。その典型例は，多くの若年女性のダイエット行動である。彼女たちの「やせれば何かが変わるのではないか」「何となくやせたい」という漠然とした期待による減量では，目的が明確でないため食行動の改善などができずに途中で挫折したり，ある程度の減量は達成してもすぐ体重が戻ることを繰り返す「ヨーヨー現象」（池田・井上，1998）がみられる。健康心理専門家としては，アセスメントを行う際に，真の動機を明確にし，やせたい理由とその必要性を明らかにしたうえで減量への取り組みを進めたい。ケースによっては，体重やボディイメージに対する考え方を変容させるようなアプローチを取り入れることが必要となるだろう。

第4章 健康心理カウンセリングの実際

5 HIV感染者/AIDS患者へのカウンセリングと援助

1 HIV/AIDSの疾患と治療

　身体の疾患に関わる健康心理学領域においては，まず当該の疾患やその疾患の治療について知る必要がある。HIVとAIDSはしばしば混同されるが，HIVはウィルス，AIDS（エイズ）は病名である。AIDS（Acquired Immunodeficiency Syndrome：後天性免疫不全症候群）はHIV（Human Immunodeficiency Virus：ヒト免疫不全ウィルス）に感染した人にあらわれる病状の1つであるが，HIVに感染するとすぐにエイズを発症するわけではなく，一般に次の3段階を経過することが知られている（表4－3）。
　感染するとすべての人が表4－3の3段階を同じように経過するわけではない。感染してから15年以上も無症候性感染の段階にとどまっている人もいれば，5年ほどで3番目の段階に至ってしまう人もいる。この個人差には，むろん身体的な違いもあるが，心理学的要因も関係がある。
　HIVの感染経路には性行為，血液を媒介とする感染（注射針の共用による感染を含む），および妊娠・出産・授乳による母子感染の3つがある。HIVは感染力が弱く，1回の性交渉による感染率は通常0.1～1.0％（他に性病や感染症などにかかっている場合には，HIVに感染する可能性は高くなる），注射針を共用する場合(薬物依存者が薬物を注射する場合等)の感染率は0.5～1.0％，HIV感染妊婦から子どもへの母子感染率は30％といわれている（国立大学保健管理施設協議会エイズ特別委員会，1998）。現在世界的にもっとも感染者数が多いのは性行為

表4−3　HIV感染症の段階

段　階	症　状
1．感染初期（急性期）	風邪のような症状がみられることがある
2．無症候期	とくに症状がみられない時期（数年間ないし10年間あるいはそれ以上継続）
3．AIDS発症期	以下の指標疾患の1つ以上がみられる：カリニ肺炎，カポジ肉腫，カンジダ症，サイトメガロウィルス感染症，等

(HIV感染症治療研究会，2002；厚生省エイズ動向委員会，1999)

による感染である。

　感染後の治療は，病状の進行と密接に関連する。体内に入ったウィルスを殺すことは現在の医学ではきわめて困難であるが，急速な医学的治療の進歩により，HIVの増殖を抑えて血液中のウィルス量を検出可能な量以下にまで落とすことが可能になっている。感染しても，以前に比べて長期の生存が可能になっているのである。現在の中心的な治療法は，HIVの増殖を抑える薬を感染早期の段階から複数併用する多剤併用療法（HAART）である。

　HIVに感染しているかどうかは，血液を検査しなければ判明しない。血液中のHIVを直接見つけ出す検査は可能ではあるが，一般に行うことは現在のところまだ難しいため，HIVに対する抗体が血液中に存在するかどうかを調べることにより，間接的にHIVの存在をチェックする（抗体検査）のが普通である。

最後に，HIV 感染は今なお差別と偏見にさらされている疾患である。感染者を避けたり疎んじたり，特殊な人が罹患する病気で自分には関係のない話であると考えてしまう人が多い。こうした偏見や無関心は，感染者に対する差別につながるだけではなく，HIV/AIDS に対する無知と無防備をつくり出し，結局は感染が広まり続けるにすぎない。感染者と未感染者が共に生きる社会をつくることは，現代に生きるわれわれの大きな課題である。

2　HIV/AIDSに関する健康心理学的援助

上記の HIV/AIDS に関する説明より，健康心理カウンセリングの観点から次のような援助があげられる。

(1) 感染を予防する

感染経路が明確であることは，感染予防を可能にする。不特定多数の相手との性行為，コンドームを使用しない性行為，薬物（アルコールなどを含む）の使用などはハイリスク行動と呼ばれ，これらを行わないことが予防のために必要になる。したがって，性行為をする場合にはコンドームを使用する，性行為の相手を特定する，麻薬やアルコールなどの薬物を使用しない，といったことがまずあげられる。また，ほかの性感染症に感染している場合には HIV に感染する確率が高くなるので，性感染症予防は HIV 感染予防に欠かせない。行動療法や認知行動療法は有益であるが，それだけではなく，広い意味での性感染症予防教育が重要である。

(2) 病気の進行を抑える

感染後の健康状態には個人差が大きいが，この点については，HIV 感染を大きなストレッサーととらえると理解しやすい（金沢，1995）。リラクセーション，認知療法，コーピングスキル訓練，問題解決療法，

といったストレスマネジメントを，個人あるいはグループで行うことは効果がある（Kelly & Murphy, 1992）。ソーシャルサポートの観点から考えると，個人療法よりもグループでストレスマネジメントを行うことがより適切であろう。たとえば，アントーニ（Antoni, M. H.）らは，認知行動療法によるグループ・ストレスマネジメント訓練が，HIV の陽性告知を受けた人たちに対して，抑うつや不安といった心理的症状をコントロールするという点からも，生体の免疫機能向上という点からも有効であることを示している（Antoni et al., 1991）。

　ストレスマネジメント以外にも，感染したことによる絶望感，悲しみ，怒り，無力感などを受けとめ，適切な心理的援助を行う必要がある。サポートグループは有効であるし，また，定期的に接触してこれらの人々の気持ちを探ったり訴えに耳を傾けたりすることも，情緒的支えとなるのみならず，免疫機能向上に役立つ。

　治療薬の進歩はめざましいものの，これらの薬の中には副作用の強さや服用量の多さなどの点で飲みにくいものがあり，また，これらの薬は服薬指示を守らなければ逆効果になるものが多い。仕事や家庭を抱えながら服薬指示を守って治療を続けることは必ずしも容易ではない。ここにも行動面での援助が必要となる場合がある。いつどのようにして服薬するか，副作用があらわれたらどのように対処するかについて，主として認知行動的な援助を行うことができる。たとえば，1日の生活スケジュールを立ててその中に服薬を盛り込み，服薬を忘れないようなキューをどのように生活の中に入れるか，1週間の服薬が順調に行われたならどのような自己報酬を与えるかといった，セルフコントロール法が役に立つ。

(3)検査に関わる援助を行う

　検査を受けようとするのは勇気のいることであり，結果を待つことは強い不安を伴う。検査を受けようとする人に対して，すぐに採血をしてそれで終わってはいけない。検査前相談は重要である。勇気をふ

るって検査にやって来たのであるから、まず相手の不安や恐れを受け止めることが大切である。次に、検査を受けようと思った理由について話し合う。「見知らぬ人と性行為を行って不安になった」といった理由が多いであろう。HIV/AIDS がどのようなものであり、どのように感染する・しないのか、感染するとどうなるのか、どんな治療法があるのか、ここで説明を怠ってはならない。早期発見によって感染の進行を長期間遅らせることが可能になっていることや、二次感染（他の人に感染させてしまう）についても話し合う必要がある。そして、感染予防行動についての行動契約を行うこと、また、もし感染していたなら、周囲の人々に対してどのように対応すればよいのかについて、話し合うことが大切である。

　検査後相談に際しては、陽性（感染を確認）の場合には、本人にとってはショックであり、「頭の中が真っ白になって、何を言われたのか覚えていない」という状態になることが多い。クライエントの不安や気分の落ち込みを十分に共感的に受け止めることは当然のことである。時間が経つにつれて少しずつクライエントの気持ちも落ち着き、種々の問題を考えられるようになる。HIV が性行為によって感染することから、クライエントの愛する人との関係が HIV 感染によって大きく影響を受けることは間違いない。いつどのようにして伝えたらよいのか、捨てられることへの恐怖、信頼を失うことへの恐れ、さらには自殺の危険性等、解決すべき問題は多い。感染者のみならず、その配偶者や恋人、家族、友人などの周囲の人々に対しても、サポートグループのような援助が有用である。

　一方、検査で陰性と判明すれば、それで終わりとしてはならない。少なくとも検査にやって来た人は、一時的であったにせよ HIV/AIDS についての関心が高く、予防の重要性を認識した人である。HIV/AIDS について再度話し合うとともに、感染予防行動の継続を改めて契約することは有益である。

⑷差別と偏見の解消に取り組む

　患者・感染者に対する偏見・差別をなくすため，また，感染予防のために，啓発は不可欠である。HIV/AIDS についての態度変容がひいては感染予防につながる。性感染症予防教育や人権教育は肝要である。未感染者と患者・感染者が共に生きる社会をつくるために，HIV/AIDS に関する正確な知識・情報を地域の人々に普及し，感染を予防するために，広報・教育啓発活動，ボランティア活動への参加等が考えられる。

　面接室の中でクライエントによりよい援助を行うことは大切であるものの，クライエントも HIV/AIDS も共に社会的な存在であることを考えると，面接室内の援助にとどまっていては不十分であろう。積極的な啓発活動が求められる。

第4章　健康心理カウンセリングの実際

6　タイプA行動のカウンセリング

1　はじめに

　タイプA行動は，冠状動脈性心疾患（Coronary Heart Disease：CHD）の危険因子の1つとして提唱された行動パターンである（第1巻第5，8章参照）。したがって「タイプA行動をより緩和な行動パターンに変容させるために修正の努力をすることは，CHDの発症予防や再発防止に有益である」（前田，1993）ということになる。またCHD患者は，疾患の慢性状態に早く適応し，新たな身体的限界を受容することや，大幅なライフスタイルの変更がしばしば必要とされる（石原，2002）。しかし，長年培ってきた行動パターンやライフスタイルを変容することは容易ではない。そこでタイプA行動カウンセリングが必要となるのである。
　現在の日本において，CHDの発症予防を目的としたタイプA行動変容のカウンセリングは，残念ながらまだほとんど実施されていないといってよいだろう。しかしCHD患者の再発防止のための種々の介入において，タイプA行動カウンセリングが中心の1つとなることはある。本節ではその中からいくつかの実践例を紹介しよう。

2　海外のタイプA行動カウンセリング

　タイプA行動の変容に関する初期の研究は，一般健常者を対象としたスインとブルーム（Suinn, R. M. & Bloom, I. J., 1978）の認知行動療法的アプローチであった。その後この研究を参考に，さまざまなタ

イプA行動カウンセリングが試みられるようになった。

　なかでも有名なのが，フリードマンら（Friedman, M. et al., 1986）によって行われた心臓病再発防止プロジェクト（recurrent coronary prevention project）である。これは心疾患患者においてタイプA行動は変容可能か，またその変容が心臓疾患の再発防止に有効かどうかの検討を目的とした大規模な調査であった。彼らはCHD発症後の患者1,013名を対象として，心臓カウンセリングのみの群，心臓カウンセリングとタイプA行動カウンセリングを併用した群，ともに受けなかった群の3群に分けて，その後の再発率を4年半追跡調査した。その結果，両方受けた群の再発率は12.9%であったのに対し，心臓カウンセリングのみの群では21.2%，ともに受けなかった群では28.2%であった。ここからタイプA行動をタイプB行動に変容させることはタイプA行動カウンセリングによって可能であり，さらにそれはCHDの再発防止に有効であることが明らかにされたのである。

3　日本のタイプA行動カウンセリング

(1)医師によるタイプA行動カウンセリング

　日本でも医師によるタイプA行動カウンセリングの試みはいくつか報告されている。たとえば，心療内科医の桃生（1991）は，①自らのタイプA行動の気づき，行動変容の動機づけ，②タイプA行動に関する知識の学習，③行動療法を応用したタイプA行動の段階的修正，④リラクセーション法の習得，⑤患者の人生観，価値観に関するアドバイス，⑥セルフコントロールの指導，などの内容からなるタイプA行動パターン修正法を試みている。

　また前田（1993）は循環器医の立場から，3～4回の個人面接で終わる簡易タイプA行動カウンセリングを実施している。このカウンセリングは「行動修正のための努力は，患者の外見的な行動の特徴を部分的に変えるにすぎないようにみえても，持続的になされていれば，

やがてライフスタイルを変化させ，タイプA行動を患者自身の内面からの必然性によって修正することにつながっていく」という考えに基づいている。

その概略は，①あらかじめ患者の背景（職業の内容，職階層，ライフスタイル，ストレスなど）について情報を得ておく。②患者の行動パターンを質問紙法と面接によって評価し，自分のタイプA行動に気づかせる。③タイプA行動が心臓疾患にとって有害であることを具体的に十分に説明し，タイプA行動修正の必要とそれによる効用を納得させる。④修正は個々の患者にとって変容しやすいところから始める。たとえば食事，会話，歩行など日常動作の速度を，意識的にゆっくりさせる。⑤行動パターンの評価は経過とともに反復して行い，患者にフィードバックする，というものである。

すなわち行動変容は患者の性格を変えるのではなく，習慣化して無意識的に行っている行動上の問題点を指摘して気づかせ，それを変えさせようとするものである。さらにこれらの中でも，修正のための"動機づけ"がもっとも大切である，職業生活に関連した修正には困難が多い，配偶者を協力者にすることは効果がある，などの点も指摘している。

(2)認知行動療法的介入を応用した総合的プログラム

石原ら(2002)はCHDをはじめとする心疾患患者に対して，従来の運動プログラムに加え，総合的なライフスタイルの改善を目的としたプログラムを行っている。このプログラムは，「生活習慣病には単に医療面のみならず運動的，栄養的，心理的な側面があり，さらに運動や食行動などはすべて心理学的な側面をもっている。また，適切な行動の定着や変容は，心理学的問題（タイプA行動や怒り）と同様なプロセスでアプローチできる」という考え方に立脚して企画されている。

①プログラムの内容

プログラムは週1回2時間行われる。主な内容は，運動，栄養指導，

認知行動療法的介入（問題行動の気づき，セルフモニタリング，ホームワークおよびリラクセーション），その他生活全般の個人指導である。

いきなり心理的問題を導入すると，人によってはプログラムに抵抗が生じる可能性がある。そこで初期段階では，目的の理解や導入が容易な減量を主な目的として，各種運動や食事面の指導を行う。施設内では毎回，体重，体脂肪率，血圧を測定する。施設外では運動・栄養・心理の各側面に着目した行動目標の実施状況を毎日生活日誌（図4－6）に記録させ，週1回提出させる。スタッフは毎回生活日誌を確認し，コメントを加えるとともに，達成度に応じ「非常によくできた」か

	平成　年　月　日（　）
〈食生活〉 目標　1　　　　　　　　　　　（　） 　　　2　　　　　　　　　　　（　） 　　　3　　　　　　　　　　　（　） 〈行　動〉 　　　1　いらいらしたらリラックスする（　） 　　　2　何事にも時間を気にしない　　（　） 　　　3　人に優しい言葉をかける　　　（　）	今日はできましたか？ （　）に○△×印を付けましょう。
体重測定　　　kg　（測定時間　am　pm　　：　） 血圧測定　　mmHg（測定時間　am　pm　　：　） 運動　　種類　　　　時間／距離　　　　　分/km	
〈体　調〉 疲労感・腰痛・肩こり・息切れ・動悸・耳鳴り・頭痛・めまい・立ちくらみ・不眠・便秘・手足のしびれ・歩行時の下肢の痛み その他（　　　　　　　　　　　　　　　　　　　　　　　　　　　　　　　　　　　　）	
〈メ　モ〉　　　　　　　　　　起床時間　：　　就寝時間　：	

図4－6　生活日誌（行動記録表）　（石原ら，2002）

ら「全くできなかった」までの5段階のスタンプを押し，目標行動の達成に対する強化を行う。コントロールできた場合には言語的報酬を与え，できなかった場合には問題点を再検討する。目標は，各スタッフとのカウンセリングの中で，対象者の具体的な生活内容およびその達成度などから随時変更される。

　プログラム導入開始1か月後に，タイプA行動など心理的ストレスに関する質問紙を施行し，その結果をフィードバックする。またタイプA行動に関する知識を教授し，行動目標に心理的側面に関する項目を随時追加する。自律訓練法についても説明し，実際に訓練を開始する。さらに生活日誌に加え，アルコールカレンダーの記録も求める。

　スタッフは管理栄養士，健康運動指導士，臨床心理士が担当し，情報は常に共有する。開始時に行ったそれぞれの医学的検査は，定期的に実施され，行動目標の達成率の結果と合わせ，適宜本人に経過報告を行う。

②実施上の注意点

　変容させるべき目標行動の選定は各個人により異なるため，詳細に検討して的を射た目標にする。また行動変容の必要性を十分に本人に納得させる必要がある。このような働きかけは，目標設定時はもとより，おりあるごとに毎回繰り返す。

　さらに目標を複数提示する場合には，その中に必ず容易に達成できるものを含めておく。すべてが困難な目標では行動変容への動機づけが低下してしまう恐れがあるからである。容易な目標が達成できたら，徐々に難しい目標へと変化させる。これは行動療法でのシェーピング法の応用である。また自分でその問題をチェックさせることは，動機づけの向上に効果的であり，行動変容の学習を促進させる。

　行動が達成できた場合の即時的なプラスのフィードバックはとくに重要で，繰り返し望ましい行動に強化を与える必要がある。

4　タイプA行動カウンセリングにおける問題点

　ここまでみてきたように，いずれのカウンセリングにおいても，なぜタイプA行動を変容させる必要があるのかということに対する，本人の認知の変容と動機づけが重要なポイントとなっている。しかし，タイプA行動をとる人が心疾患の予防や再発防止のために，自己のタイプA行動パターンを変容させる必要性を認めたとしても，実際に変容するには大きな困難が伴うことが多い。本人の中で変容することに対する抵抗がある場合もあるし，タイプA行動からタイプB行動に変容しても，体調が戻るのと同じくして，行動パターンも元に戻ってしまうことも少なくない。

　たとえば，前田ら（1994）の研究では，タイプA行動カウンセリングにより，当初タイプA行動をとっていた78名のうち27例が2年後にはタイプB行動をとるようになった。しかし4年後にはその3分の2にあたる18名が，またタイプA行動に戻ってしまったという。あるいはその人の社会的役割や環境から，タイプB行動を持続させることが難しい場合もある。真にタイプA行動カウンセリングが効果を発揮するためには，対個人だけではなく，その人を取り巻く環境に対する包括的な介入も必要であるといえよう。

文　献

Amodeo, M., & Liftik, J. 1990 Working through denial in alcoholism. *Families in Society*: *Journal of Contemporary Human Servises*, **71**(3), 131-135.

Antoni, M. H., Baggett, L., Ironson, G., LaPerriere, A., August, S., Klimas, N., Schneiderman, N., & Fletcher, M. A. 1991 Cognitive-behavioral stress management intervention buffers distress responses and immunologic changes following notification of HIV-1 seropositivity. *Journal of Consulting and Clinical Psychology*, **59**, 906-915.

Friedman, M., Thoresen, C. E., Grill, J. J., Ulmer, D., Powell, L. H., Price, V. A., Brown, B., Thompson, L., Rabin, D. D., Breall, L. H., Dixon, T., Bourg, E., Tasto, D. L., & Levy, R. A. 1986 Alteration of type A behavior and its effect on cardiac recurrences in post myocardial infarction patients : Summary results of the recurrent coronary prevention project. *American Heart Journal*, **112**(4), 653-665.
福西哲夫・秋本倫子 1999 糖尿病患者への心理学的アプローチ 学習研究社
Goldsmith, R. J., & Green, B. L. 1988 A rating scale for alcoholic denial. *Journal of Nervous and Mental Disease*, **176**(10), 614-620.
Grunberg, N. H., Faraday, M. M., & Rahman, M. A. 2001 The psychobiology of nicotine self-administration. In A. Baum, T. A. Revenson & J. E. Singer (Eds.), *Handbook of health psychology*. London : Lawrence Erlbaum Associates Publishers.
HIV感染症治療研究会 2002 HIV感染症「治療の手引き」 第6版 HIV感染症治療研究会事務局
細谷憲政(監修) 1999 健康科学の視点にたった生活習慣病の一次予防 第一出版
池田義雄・井上修二(編) 1998 新版肥満の臨床医学——病態・診断・治療—— 朝倉書店
石原俊一 2002 攻撃性の治療的介入 島井哲志・山崎勝之(編) 攻撃性の行動科学——健康編—— ナカニシヤ出版
石原俊一・今井 優・橋本哲男・野原隆司 2002 心臓リハビリテーションにおける行動科学的アプローチ 日本臨床スポーツ医学会誌, **10**(2), 255-262.
蒲原聖可・砂山 聡 2001 肥満症診療ハンドブック 医学出版社
金沢吉展 1995 医療心理学入門：医療の場における心理臨床家の役割 誠信書房
Kelly, J. A., & Murphy, D. A. 1992 Psychological interventions with AIDS and HIV : Preventions and treatment. *Journal of Consulting and Clinical Psychology*, **60**, 576-585.
小玉正博 2000 生活習慣病とヒューマン・ケア心理学 岡堂哲雄・小玉正博(編) 生活習慣の心理と病気 現代のエスプリ別冊 ヒューマン・ケア心理学シリーズ 至文堂 Pp.31-45.
小玉正博 2002 健康行動と行動変容 島井哲志(編集) 健康心理学——拡大する社会的ニーズと領域—— 現代のエスプリ No.425. 至文堂 Pp.26-36.
国立大学保健管理施設協議会エイズ特別委員会(編) 1998 エイズ——教職員のた

めのガイドブック'98——国立大学保健管理施設協議会エイズ特別委員会(東京水産大学保健管理センター内)

厚生省エイズ動向委員会　1999　サーベイランスのためのHIV感染症/AIDS診断基準
(http://www.acc.go.jp/mlhw_frame.htm より2005年2月22日取得)

前田　聡　1993　タイプAの行動変容　桃生寛和・早野順一郎・保坂　隆・木村一博(編)　タイプA　星和書店

前田　聡・伊藤昭男・平山治雄・坪井直哉・三輪田悟・山田健二・永田浩三・因田恭也・吉田幸彦・塚川敏行　1994　虚血性心疾患発症後の簡易行動修正カウンセリングによるタイプAの治療　タイプA, **5**(1), 25-31.

桃生寛和　1991　プライマリ・ケアにおけるタイプA行動パターンの問題点　日本プライマリ・ケア学会誌, **14**, 22-28.

森岡　洋　1989　アルコール依存症を知る！——回復のためのテキスト——　ASK

中島義明・今田純雄(編)　1996　食べる　朝倉書店

中村正和・大島　明　1992　職場用「スモークバスターズ」禁煙プログラム　大阪：健康保険組合経営研究会

小畑文也・茨城県断酒連合会　2000　アルコール依存症回復期にある患者の「飲酒欲求」への対処行動に関する研究　リハビリテーション連携科学, **1**(1), 92-102.

Otake, K., & Shimai, S.　2001　Adopting the stage model for smoking acquisition in Japanese adolescents. *Journal of Health Psychology*, **6**(6), 629-643.

Prochaska, J. O., & DiClemente, C. C.　1982　Transtheoretical therapy：Toward a more integrative model of change. *Psychotherapy：Theory, Research and Practice*, **19**, 276-288.

Prochaska, J. O., & DiClemente, C. C.　1983　Stages and processes of self-change of smoking：Toward and integrative model of change. *Journal of Consulting and Clinical Psychology*, **51**, 390-395.

Prochaska, J. O., & DiClemente, C. C.　1992　Stages of change in the modification of problem behaviors. In M. Herson, R. M. Eisler & P. M. Miller (Eds.), *Progress in behavior modification*, **28**. Sycamore, IL：Sycamore Publishing Company.

Prochaska, J. O., & Norcross, J. C.　2002　*Systems of psychotherapy：A transtheoretical analysis*. 5th ed. Wiley.

島井哲志(編)　1997　現代心理学シリーズ15　健康心理学　培風館

Suinn, R. M., & Bloom, I. J.　1978　Anxiety management training for pattern A behavior. *Journal of Behavior Medicine*, **1**, 125.

《topics》
❖ タイプCと癌——いい人は癌になりやすいか？

　心理的ストレスと癌の関係については，すでに古代や近世の医学記録に記載されていますが，1950年代より症例対照比較，追跡，介入試験による疫学研究，動物実験や生化学測定による研究の対象とされてきました。これらの研究の中からタイプC性格ないし対処様式，人生の重大な出来事の体験，情動表出の抑制，絶望・無力・抑うつ感などの心理的要因と癌の関係が浮かび上がってきました。「タイプC」(以下，TCと略す)の言葉はモリスとグリーア (Morris, T. & Greer, H.S., 1980) がはじめて用い，テモショック (Temoshok, L., 1987) らがその概念を明示し，その後に広く使われるようになりました。TCの性格特性としては，冷静，愛想よい，勤勉，完全主義，常識的，防衛的抑制などがあげられ，対処様式としては，他者を気づかって自分の欲求を抑える，いやな感情（とくに怒り）を面に出さない，協調的，自己主張しない，忍耐強い，権威に従順などが指摘されています。TCの人々は他人を気づかい，友好的で，言い争いやケンカをしない，いわゆる「いい人」です。これらの特徴は冠状動脈性心疾患になりやすい「タイプA」行動パターンと対極的でもあります。

　TCは遺伝素因と家族関係を背景に，生育期からの出来事やストレス体験を通して形成されます。上記TCの特徴はストレス状況下では強いストレス反応をもたらし，その特徴的対処様式によって，TC的対処様式をますます強化してしまいがちになります。そして，抑うつ気分や欲求不満が解消されず蓄積して，やがては生理・身体的欲求や変調を意識的に抑圧して痛みや疲労のサインに気づかなくなる一方，孤独，悲嘆，恐怖などのネガティブな心理的サインも抑圧されてしまうと考えられます。TCの人々は強いストレス状況下で感情や欲求を抑制して対処するので，壊れやすい心身の適応的平衡状態をかろうじて保っています。このような状態にあっては，感情や欲求の表出およびソーシャルサポートは健康な適応的平衡をもたらしますが，絶望感や学習性無力感は不健康あるいは病状の悪化を招きます。

　TCをはじめとする心理的ストレスと発癌，または癌の進行との関係に介在するメカニズムについては，最近の精神・神経・内分泌・免疫学（PNEI）や分子遺伝学の急速な発展と並行して，NK（ナチュラルキラー）細胞活性，神経ペプチド，DNA損傷修復などの関与が検討されています。さらには喫煙，飲酒，食事などの生活習慣，あるいは感染症などの生物学的要因の関与も無視できません。

〈小川　浩〉

《topics》
❖ ステージモデルとは何でしょう

　ステージモデルとは，プロチェスカ（Prochaska, J.O.）とディクレメンテ（DiClemente, C.C.）が提唱した，段階的変化モデル（stage of change model）という健康行動の変容に関する理論です。この理論は，他の理論で用いられる要因を含んだ統合的なモデルであるため，トランスセオレティカル・モデル（transtheoretical model）と呼ばれることもあります。このモデルは，個人の認知的な要因であるレディネス（準備性）に焦点をあてた行動科学の理論であり，習慣化した不健康な行動が修正されていくという行動が変化していく過程を，5つのステージ（段階）としてとらえ，説明しています。たとえば，喫煙者が禁煙するという行動変容にあてはめて考えてみると，最初のステージとして，禁煙しようという意思がまったくないという「無関心期（precontemplation stage）」があります。つまり，この段階では，自分の行動を変えようとは考えていません。次のステージとして，禁煙をしようと思い始めますが，まだ実際には禁煙行動を開始するための準備ができていない，という「関心期（contemplation stage）」があります。そして，3つめのステージとして，「準備期（preparation stage）」があります。このステージでは，禁煙をするために，具体的に目標を考えたり，そのための計画を立てるなど，実際に禁煙を試みます。この時期には，具体的にタバコの本数を減らすといった行動もみられますが，これらはまだ確立していません。さらに4つめのステージとして，「実行期（action stage）」があります。ここでは，実際に禁煙を実行し始め，通常は約6か月間，禁煙することを努力します。そして，最後のステージとして，禁煙行動を維持し続けるという，「維持期（maintenance stage）」があります。このように，ステージモデルでは，不健康な習慣化した行動が修正され，新しい健康行動へと変化する過程をステージとして考えています。

　また，このモデルでは，ステージによって心理社会的要因との関連が異なることが明らかにされています。代表的な要因としては，自己効力感や誘惑されやすさ，利益と損失といった要因があり，たとえば，無関心期では自己効力感が低く，誘惑されやすさが高いということがわかっています。また，実行期では，行動変容に対する損失よりも利益のほうが大きいと考えるなど，それぞれのステージによる特徴が明らかにされています。このように，不健康行動の変容過程をステージから考えることによって，ステージにごとに，より効果的な治療や予防的なアプローチが実現できるため，この理論は，健康心理学領域においても多く活用されています。
　　　　　　　　　　　　　　　　　　　　　　　　　　　　　　（大竹恵子）

第5章
健康心理カウンセリングとヘルスケア・システム

1 ヘルスケア行動と社会文化的環境要因

1 ヘルスケア行動の定義

　健康の維持・増進あるいは疾病からの回復や再発予防などに関する一連の行動は，保健行動，健康行動，ヘルス行動，ヘルスケア行動などと呼ばれる。また，健康関連行動を3つに分けて，身体に不調を感じていない人が健康の維持のためによいと信じて行う行動を「健康行動」とし，心身に不調を感じた人がとるのは「病気（疾病）行動」，病気であるとみなされ自分でもそれを認めた人のとる行動は「病者役割行動」と呼び分ける場合もある（Kasl & Cobb, 1971）。
　さらには，不調を感じた人がそれを無視したり身近な誰かに相談したり医師などを訪れたりする病気行動のうち，積極的に痛みや障害の除去を求めたりその意味を探ろうとする行動を「健康希求行動」と呼び，専門家などの援助を求める行動を「援助希求行動」として区別し，これらの行動を規定する個人的要因と社会文化的要因を探求するもの

もある (Mechanic, 1992)。

　保健行動あるいは健康行動 (health behavior) は，健康の程度によって次の5段階に分類される。すなわち，①予防的健康行動（自覚症状がなく不調を感じていない段階で病気の予防のために行う行動），②健康増進行動（病気を起こす可能性のある偏った生活習慣に気づいて積極的に変容をはかる行動），③病気回避行動（病気につながる自分の半健康状態に気づき，その状態が持続しないようにして病気を回避しようとする行動），④病気対処行動（病気に気づいてその状態から回復しようとして病気に対処する行動），⑤ターミナル対処行動（自分の終末を漠然とあるいははっきりと気づきはじめる段階でとる行動）である（宗像，1989；日本健康心理学会，1997）。

　以上のようなさまざまな呼び名があり，また種々の分類が試みられているが，本章では，健康心理カウンセラーを含む何らかのヘルスケア専門家との関わりにおいて人々のとる行動を「ヘルスケア行動 (health care behavior)」と呼称しよう。それは，次のような日本健康心理学会の定義に沿って論を進めるためである。

　すなわち，日本健康心理学会では，「ヘルスケア」を「ヘルスサービス活動の結果の表れ」であり，「ヘルスサービス」は「健康保持，健康回復のための個人，地域・公的サービス活動の個人または諸機関による施行」とし，「ヘルスケア・システム」を「ある社会で，住民が必要とするヘルスサービスを供給するためにできるかぎりの人的・物質的資源を導入するシステム」としている（日本健康心理学会，1997）。

　ヘルスケア行動を規定する個人の要因に関する研究の成果は多様であり，たとえば，不安傾向などのパーソナリティの要因，タイプAやタイプCなどの行動パターン，ヘルスビリーフモデルやヘルス・ローカス・オブ・コントロール，自己効力感などの認知や信念の様式など，さまざまな角度から明らかにされてきている。そして，それらの研究の発展とともに，健康を規定する要因が個人の自覚や努力を超えてさまざまな環境要因によって規定されること，疾病回避あるいは健康増

進へ向けての行動変容のためには，個人に対する改変プログラムだけでなく，集団や地域全体への介入が必要であることが指摘されるに至っている。

2 ヘルスケア行動における社会環境要因

健康は，個人およびその個人と直接に接する人々（集団）のヘルスケア行動と，それを取り巻くさまざまな環境要因が複雑に絡み合って影響を受けている。まず，家族のサイズでいうならば，その家系が受け継いでいるさまざまな遺伝子的要因があり，幼少期からの健康に関する対処の仕方などサブカルチャーとしての家庭の要因がある。より広範囲にみれば，環境要因として，その国家・地域・家族・個人のおかれている社会文化的環境とその時間的歴史的側面，さらには気候や風土あるいは有害物質の存在などの物理的環境要因などもあげられる。

これらの種々の視点やその絡み合いに関して，近年とくに注目されるのは，ある社会や文化圏において健康や疾患がどのようにとらえられ人々がどう対処してきたのか，その歴史的・文化的側面から，その中に住む個人や集団のヘルスケア行動を浮き彫りにする保健行動学，社会心理学，文化人類学，社会精神医学，臨床人類学などの領域における研究成果である（Kleinman, 1980, 1988；波平，1984）。

ヘルスケア行動に関わる社会文化的環境要因の探求は，今後，健康心理学においても，巨視的にも微視的にも，さまざまな発展の可能性のある分野であるが，健康心理学の知見や介入方法は，たとえば，健康なライフスタイルや生活習慣の形成あるいは改変に対して使用され，その有効性が確認されている。また，虚血性心疾患の危険因子とされるタイプA行動パターンや不健康を誘発する自分自身に対する不合理な信念などの改変も手がけている。本章では，現段階で，健康心理カウンセラーが直接的に関わりをもつヘルスケア・システムに沿って，具体的な実践活動の可能性を探っていこう。

2　ヘルスケア・システムとヘルスケア行動への支援

1　ヘルスケア・システムと健康増進活動

　先に述べたヘルスケア・システムの定義の中にある「ある社会で，住民が必要とする」のサイズの定め方によって，世界・人類的規模から，近隣社会に至るさまざまな範囲が，ヘルスサービスの対象とされることになる。ヘルスケア・システムの組織としては，管轄の主体によって国家や地方自治体などによる公的設置，私的機関による設置，種類としては，病院など医療を目的とするもの，保健所など地域の疾病予防や健康増進に関わるもの，各種の福祉施設，大学や学校あるいは企業内の保健管理センターなどに分けられる。
　そして，ヘルスケア・システムの三大要素は，費用(cost)，利用(access)，質(quality)であり，これらの要素のバランスが重要とされている。
　現在，世界的な動向として注目されているのは，地域住民を中心としたプライマリヘルスケアである。プライマリヘルスケアとは，1978年に旧ソ連領のアルマ・アタで WHO と UNICEF の共催によって開かれた国際会議において，その重要性が説かれたものであり，すべての地域社会が基本的に備えるべき保健医療をさす(アルマ・アタ宣言，1978)。
　その背景には，WHO が，1977年に「2000年までに，すべての人々に健康を」というスローガンのもとに，先進諸国も発展途上国もすべての国の人々が，平等に積極的な健康へ向けて住民参加型の健康づくりを行い，身近に保健医療サービスを受けられるようにする，そのためには福祉との連携や国家間の協力が必要だという主旨の提案を行ったことに基づいている（島内，1994)。

そして，アルマ・アタ宣言に基づいて，WHOは発展途上国の住民の医療ニーズの把握，地域医療資源の最大限の活用，地域開発の支援などを行っている。また，先進国においては，病気と医者を中心とする医療から脱却して，広範囲な健康増進活動や福祉事業による生活の質をめざす健康政策が促されることになった。これらの方向づけによって，医師以外の保健医療の専門家が積極的に健康増進や疾病管理の活動に関わるようになったのであり，健康心理学の専門職もまた，その1つである。

2　プライマリヘルスケアにおける健康心理カウンセラーの活動領域

　プライマリヘルスケアにおける健康心理カウンセラーの可能な活動領域を例示してみよう。

　(a)学校や職場における健康管理場面では，①他の健康関連専門職とともに，たとえば，生徒や従業員に対して，より健康なライフスタイルへの行動変容を援助するために，健康心理学的な手法を用いて協力すること，②組織内の積極的・消極的いじめ（集団的圧力や疎外，無視など）に対して社会環境的なアセスメントに基づき，組織内環境の改変を試みることや，個人に対するサポートを行いながらコミュニティ介入の技法を用いて改善を促すことがあげられる。

　(b)地域の保育所や子育て支援ネットワークのような場では，子どもの心身の発達という視点だけでなく，世代間の心理的発達の相互作用や家族システム理論などを応用的に用いて，助言と実践が可能であろう。

　(c)保健や医療の場では，まず，人々の健康管理への動機を高め，ニーズを引き出し，定期的な健康管理を喚起することができる。また，人は，自分の身体に不調を感じたときにすぐに受診するとは限らない。重い病気かと思うとかえって足が遠ざかるし，仕事に追われる人はこれが終わってからと引き伸ばすので，早期発見と早期治療のために医療機

関への受診に繋ぐのは，プライマリヘルスケアに関わる者の重要な務めでもある。

(d)病院など医療の組織内においては，医療従事者に協力する形で，クライエントや患者の不健康行動に対する行動変容，安定的で確実な受診・与薬などのコンプライアンスの定着に寄与しうる。また，病気との和解へ向けた心理的なケア，死の不安やその回避から生ずる不可解な行動への理解とスタッフへの説明，これらの引き起こすケア提供者の苦痛への援助，などがあげられる。また，医療従事者へのストレスマネジメントや，医療スタッフが患者から誘発される深刻な「生きること死ぬことへの問い」に直面するためのサポートなどが，可能であろうし，また，可能であるような健康心理カウンセラーの教育が必要とされている。

(e)介護や福祉の場面でも，医療の場と類似のことが生じており，それらに対して有効に対処できる技術の開発と人材の育成が先決であろう。

3　ヘルスプロモーションと健康心理カウンセリング

1　ヘルスプロモーションの動向

ヘルスプロモーション（health promotion）は，健康増進とも翻訳されており，「病気にかかる前に，人々が自らの健康を管理し改善することができるようにする活動」と定義される（日本健康心理学会, 1997）。また，グリーン（Green, L. W.）によれば，「ヘルスプロモーションとは，健康的な行動や生活状態がとれるように教育的かつ環境的なサポートを組み合わせることである」とされる（Green & Kreuter, 1991）。

1986年にWHOとカナダ政府が主催した会議で「ヘルスプロモーション関するオタワ憲章」が提唱され，「身体的，精神的，社会的に良好な状態に到達するためには，個人や集団が望みを確認・実現し，ニーズを満たし，環境を改善し，環境に対処（cope）することができなければならない」（島内，1990）とも付言されている。

オタワ憲章においては，さらに一層，健康を規定する社会環境的要因の重要性に着目している。ヘルスプロモーションの活動方法としては，次のような5つの戦略があげられている。

すなわち，①健康的な公共政策づくり，②健康を支援する環境づくり，③地域活動の強化，④個人技術の開発，⑤ヘルスサービスの方向転換（全人格としての個人のトータルニーズに焦点をおき直す），である。

わが国の「健康づくり対策」の変遷もそれに沿った方向がとられてきており，第1次国民健康づくり対策（昭和53～63年度）から，第2次国民健康づくり対策（アクティブ80プラン）を経て，平成12年度からは「健康日本21（21世紀における国民健康づくり運動）」が展開されている。そして，現在，次のような基本的考え方が掲げられている。すなわち，①生涯を通じての健康づくりの推進（「一次予防」の重視と生活の質の向上），②国民の保健医療水準の指標となる具体的目標の設定および進展度評価に基づく健康増進事業の推進，③個人の健康づくりを支援する社会環境づくり，である。

ヘルスプロモーション活動の対象となる行動には，①喫煙，②栄養，③アルコール摂取，④薬物常用，⑤運転，⑥運動，⑦性欲／避妊，⑧家族計画，⑨危険管理，⑩ストレス管理，⑪対処／適応，⑫自尊感情の高揚，があるとされている。

現在すでに，健康心理カウンセリングの実践分野として成立している諸活動もあるし，まだ，未開拓な分野もあろう。現在および今後の，健康心理カウンセリングの必要性と発展可能性は，これらの広く深く多様なニーズに応えることである。

2 ヘルスケア行動の社会的側面と健康心理カウンセリング

　まず，健康習慣に関する1つの研究を例にとって，健康心理カウンセリングの視点と可能性を論じてみよう。次の例は，アラメダ郡研究と称される縦断的研究である。

　アメリカのアラメダ郡の住民を対象にして，1963年からアメリカ国立衛生研究所が行った研究であり，文化的・経済的・社会的な環境要因とともに，個人的な生活習慣を含む健康に役立つライフスタイルを明らかにすることを目的としている。大規模な研究の結果，日常生活の健康習慣が，身体的な健康状態や死亡率と関係することが見出された。すなわち，次のような7つの健康習慣をより多くもっている群ほど，健康で死亡率も劇的に減少するというものである (Breslow, 1989)。

　すなわち，①適切な睡眠(7～8時間)，②毎日朝食をとる，③不必要な間食をしない，④適正な体重の維持，⑤定期的にかなり激しい運動をする，⑥喫煙をしない，⑦過度の飲酒をまったくしない，という健康習慣である。これを，健康心理学的にみるならば，こうした健康習慣の形成と改変のためには，望ましい健康行動を確立し，望ましくない健康行動を除去ないしは置き換える必要があるということになる。

　幼少期に獲得される健康習慣は，親から子への広義の社会文化的な伝達の作業において暗々裏のうちに行われている。それを自覚するようになる世代や，生活習慣病の予防のために意識的に習慣行動を改変しようとする成人の場合は，何らかの健康への動機づけに基づいて生じた行動が，望ましい結果の獲得や望ましくない結果の回避によって強化され，ついには強化過程とは独立にその行動が定着することによって成立する。

　そして，行動が習慣化されると，自動的に持続するので，望ましいヘルスケア行動としてその効果を発揮するのである。さらに同時に，行動変容プログラムにおいて，そのプログラムの提供者は，助言や実

践活動によって改変の必要な個人または集団を取り巻く環境因子に働きかけて，望ましい行動が生起しやすくまた容易に持続するように工夫を凝らす。当該の個人または集団において，習慣として成立するまでの具体的な方法やフォローアップの仕方については，拠って立つ流派や人間観，あるいは改変する必要のあるターゲット行動の違いによって，種々の異なる試みがある。いずれにしても，健康心理カウンセリングの手法を有効に用いることのできる領域である。

3　個別的な価値観に関わる健康心理カウンセリング

健康心理カウンセリングにおいて，すでに実践されている個別的な介入の中で，とくに，各個人の独自な価値観に関係するような側面について，少し取り上げておこう。なお，ここでは「ヘルスケア行動」という用語を用いずに「健康行動」として記述する。下記のような場合，必ずしも，何らかのヘルスケアの専門家が介在しなくとも行動が成立しているからである。

(1) ヘルスビリーフモデル

ヘルスビリーフモデルは，疾患の早期発見や疾病予防のための健康行動を理解し説明するためのモデルであり，1950年代にアメリカの公衆衛生分野において活躍している社会心理学者たちによって提唱されたものである。

健康行動は，次のような健康に関する信念によって決定されると仮定される。①主観的な罹患可能性と，②主観的な疾患の重要度は，「健康障害に関する個人的脅威」となり，その程度によって，食事療法，運動，禁酒，禁煙，服薬などの健康回復のための行動が生起したりしなかったりする。また，それだけではなく，③健康行動による主観的利得や，④健康行動の実行に関する主観的障壁も健康行動に影響しており，その行動によって得られる利益得と不利益，そのままの生活習慣

を持続した場合に生ずるであろう不利益と利益とを分析しながら，健康行動の有効性についての信念が形成されると仮定されている。

　さらに，それらの信念に基づいて行動するかどうかは，身体的な兆候が具体的にあるかどうか，あるいは健康への希求がどの程度かによるとされる。たとえば，ローゼンストック（Rosenstock, L.M., 1966）によれば，一般的なあるいは重大な結果を招く病気にかかりやすいという脆弱さを認めていて，健康行動が病気予防や治療に効果があり，それほど負担がなく実行できると信じている人は，健康行動を積極的に行う態度が形成される。

　これらのモデルに即するならば，健康心理カウンセラーは，面接場面において，クライエントが自分自身の感じている脅威や健康への希求を言語化すること，あるいは，現実に疾患が起こる可能性とかかったときの重大性に関して自分の身体が感じとっている内容とその程度を吟味することを手伝うなどによって，現実に即して作業を進めることが可能であろう。

(2)セルフイニシャティブ行動

　健康行動のシーソーモデルにおいては，健康行動が実行され継続されるのは，健康行動への動機づけが，その行動に伴う負担を上まわることによって成立するとされる（宗像，1989）。そして，普段から健康行動を他の生活行動よりも優先して行う人々がおり，セルフケアへの態度ということもできる。この態度は，健康行動の実行をさまたげる負担が生じても，シーソーの支点を自ら移動させて，健康行動の動機を強め，負担を軽減して行動を実行できる。このセルフイニシャティブによって健康行動を行うことができる態度には，次のような要因が介在するとされる（宗像，1989）。

　すなわち，第1には，ヘルス・ローカス・オブ・コントロールにおいて，問題解決が自分自身に帰属すると考える人は，どのような問題にも積極的に対処する傾向があり，健康行動においてもセルフイニシ

ャティブをとりやすいという (Wallston & Wallston, 1978)。

　また第2には，慢性の難治性の疾患にかかれば将来への希望がみえなくなり抑うつ的になりやすく，生きる希望が失せるとセルフイニシャティブ行動はとりがたくなる。たとえ難治性の病気を抱えていても生きる意味を見出すとか生き甲斐があるかどうかよって，健康行動が大きく影響されるという。さらに第3には，まわりからの手段的・情緒的な支援が得られるかどうかが，病気への対処や積極的な健康の維持・増進行動に関わってくることも知られている。

　なお，ヘルス・ローカス・オブ・コントロールに関する議論は，近年，直接的な行動予測としては，バンデューラ (Bandura, A.) の自己効力感 (self-efficacy：セルフエフィカシー) などの変数を重視するようになってきている。健康心理カウンセリングの全体にとって，クライエントの自己効力感に働きかけることの重要性が指摘されており，今後の発展もこの方向にあるように思われる。

　しかし，ところで，一般に，うつ状態の人を励ましてはいけないということが常識的に知られるようになっている。しかし，健康心理カウンセリングにおいて，自信をなくしたり，病気の不安に怯えている人に対して，自信を回復させようとして誉めたり，不安がらなくても大丈夫だと安易にいうことの弊害については，あまり指摘されていないよう見受けられる。少なくとも筆者の実践的な経験やロールプレイによる実験的試みの中でいえることは，自己効力感も，結果としてもたらされるものであり，自己効力を増すようにと意識的に関わると，相手の効力感は下がってしまう傾向がみられる。今後の研究が必要であろう。

文　献

Breslow, L. S.　1989　Health status measurement in the evaluation of health promotion.　*Medical Care*, **27**(3), 205-216.
Green, L. W., & Kreuter, M. W.　1991　Health promotion planning. In *An*

educational and environmental approach. Mountain View：Mayfield Publishing.
Kasl, S. V., & Cobb, S. 1971 Physical and mental correlates of status incongruence. Social Psychiatry, **6**(1), 1-10.
木村登紀子 1995 医療の健康増進プログラム 健康心理・教育学研究, **2**(1), 52-61.
クラインマンA. 大橋英寿・遠山宜哉・作道信介・川村邦光(訳) 1992 医療人類学――文化のなかの病者と治療者―― 弘文堂
(Kleinman, A. 1980 *Patients and healers in the context of culture*：*An exploration of the borderland between anthropology, medicine, and psychiatry*. Berkeley：University of California Press.)
クラインマンA. 江口重幸・五木田紳・上野豪志(訳) 1996 病いの語り――慢性の病をめぐる臨床人類学―― 誠信書房
(Kleinman, A. 1988 *The illness narratives*：*Suffering, healing and the human condition*. New York：Basic Books.)
厚生労働省(監修) 2002 厚生労働白書 平成14年版 ぎょうせい
Mechanic, D. 1992 Health and illness behavior and patient-practitioner relationships. *Social Science and Medicine*, **34**(12), 1345-1350.
宗像恒次 1989 保健行動学からみたセルフケア 中川米造・宗像恒次(編) 医療・健康心理学 福村出版
中村安秀 1997 アルマアタ宣言とプライマリヘルスケア 公衆衛生, **61**(9), 619-623.
波平恵美子 1984 病気と治療の文化人類学 海鳴社
日本健康心理学会(編) 1997 健康心理学辞典 実務教育出版
島内憲夫(訳) 1990 ヘルスプロモーション――WHO：オタワ憲章―― 垣内出版
島内憲夫 1994 ヘルスプロモーション――21世紀の健康戦略―― 健康管理 No.480. Pp. 18-32.
多田羅浩三(編) 2001 健康日本21推進ガイドライン――厚生科学特別研究事業：健康日本21推進の方策に関する研究)―― ぎょうせい
Wallston, B. S., & Wallston, K. A. 1978 Locus of control and health：A review of the literature. *Health Education Monographs*, **6**(2), 107-117.
WHO 1978 *Report of the International conference on Primary Health Care, Alma-Ata, USSR*. Geneva：WHO.
山本多喜司 1995 地域の健康増進プログラム 健康心理・教育学研究, **2**(1), 41-51.

《topics》
❖ 健康生成論と SOC

　SOC(Sense of Coherence)とは，医療社会学者のアントノフスキー(Antonovsky, A.,1923〜95)が提唱した健康生成モデルの中心概念です。アントノフスキーは，ナチス強制収容所から生還した更年期女性の再適応過程の研究から，彼女たちの中には過酷な収容所体験者であったにもかかわらず，身体的・精神的・社会的機能の側面で健康な人もいることに注目しました。その結果，ストレスフルな体験に対して彼女たちの示した抵抗源が心身の健康度を失わずにいた中心的要因であることを理解したのです。そして，こうしたストレス事態に対処する中核的健康要因としてSOCという概念を提唱しました。SOCを中心にして展開される健康生成モデルとは，われわれの健康回復あるいは維持・増進に関わる要因とそのメカニズムについて明らかにしようとする考えです。

　SOCは「首尾一貫感覚」あるいは「統一感覚」と和訳されていますが，内的および外的環境が予測可能であり，ものごとが適切に予測でき，しかもうまくいくはずであるとする確信度によって表現される力動的かつ持続的な信念です。その後，アントノフスキーが開発したSOC尺度では，SOCは，「理解可能感」「統制可能感」「有意味感」という3つの基本属性から構成される概念として操作的に定義されています。「理解可能感」とは，偶発的，無秩序で，予測不可能な要求であったとしても，それを整理され，明確で，秩序立てられ首尾一貫しており，予測可能なものと見なすことができるということを意味しています。「統制可能感」とは，自分に向けられた要求に見合うに十分な力量が自身にあると感じとれることです。「有意味感」とは，要求がそれを遂行するにふさわしい価値あることとしてとらえる感覚であり，この要求は脅威ではなく，挑戦する価値があるものとみなす信念を意味しています。強力なSOCは，健康を増進させる多くの手段に効果的に働くと考えられています。すなわち，人生は決して無意味ではなく，自分は苦難に直面してもうまくやり過ごす力量をもち，人生は定められ予測できるものであるという信念は，人をして健康をさらに促進するように向かわせ，人的ネットワーク，経済的および物質的資源，潜在的にストレスフルな事態への効果的対処スキルなどを機能させると考えられています。なお，SOCは，ハーディネス(hardiness)やレジリエンス(resilience)などとも関連する概念ですが，状態特性や性格特性ではなく，傾向性あるいは志向性を意味する概念とされています。

（小玉正博）

索　引

[あ]

アサーション・トレーニング　69
アラメダ郡研究　130
REBT　15, 25, 48, 72
アルコール依存症　91
アル症　91, 94, 98
アル症スクリーニングテスト　95
アル症のカウンセリング　93
アルマ・アタ宣言　127
いいかえ技法　62
意思決定カウンセリング　72
イネーブラー　93
イメージ訓練　78
いやし　7
飲酒行動　84, 93
飲酒行動のカウンセリング　91
うつ病　26, 82
AIDS　107
HIV　107
HIV/AIDS　84, 109, 111
SOC　135
オタワ憲章　129

[か]

解煙　83
介入　85, 95, 101, 113, 118
カウンセラー　14, 28, 58, 73, 78
カウンセラーの態度　14
カウンセラーの役割　33, 50
カウンセリング　8, 12, 49, 58, 94
カウンセリングのプロセス　50
かかわり技法　58, 60

学習理論　25
家族カウンセリング　84
癌　86, 121
観察技法　61, 64
冠状動脈性心疾患　85, 113, 121
感情の反映技法　64
喫煙　75, 86, 121, 129
喫煙行動　83, 86, 90
気分　20
技法のパッケージ　82
基本的カウンセリング・スキル　56
基本的かかわり技法　56, 73
脚本分析　39
逆戻り防止　74, 78
QOL　7
共感的理解　15
禁煙　77, 87, 122
禁煙指導　88
禁煙指導プログラム　90
クライエント　13, 28, 48, 58, 73, 79
久里浜式アルコール症スクリーニングテスト　96
系統的脱感作法　31
KAST　96
健康行動　124, 131
健康習慣　9
健康心理カウンセラー　10, 54, 124, 127, 132
健康心理カウンセラーの教育　128
健康心理カウンセリング　12, 17, 21, 71, 87, 101, 109, 131
健康心理カウンセリングの実践分野　129
健康心理カウンセリングのプロセス　72

健康心理学　4
健康心理学モデル　80
健康生成モデル　135
健康増進行動　124
健康増進プログラム　72
健康的な精神の条件　54
健康トラブル　26, 28, 31
健康日本21　86, 129
後天性免疫不全症候群　107
行動　25
行動カウンセリング　12, 72, 87
行動的技法　82
行動変容　72, 84, 102, 114, 117, 122, 127
行動変容の目標　75
行動変容プログラム　84, 87, 130
行動リハーサル　69, 74, 78, 82
行動療法　22, 25, 69, 87, 109, 114
交流分析　23, 33, 72
コーピング　30, 33

[さ]

最小限のはげまし技法　61
再評価　99
三項随伴性　28
CHD　85, 113
シェーピング　87
シェーピング法　117
自我状態　34
刺激のコントロール　74, 76
自己効力感　72, 79, 89, 101, 105, 122, 124, 133
自己強化　74, 77
自信　6
疾病予防　72
質問技法　61
社会的ウェル・ビーイング　75
社会的スキル訓練　69, 82

受動的注意集中　41, 45
食行動　84, 106
食習慣　100
集団自律訓練法　47
主観的ウェル・ビーイング　5
上級練習　43
焦点づけ技法　64
自律訓練法　23, 40, 72, 117
自律性状態　42
真実性　15
人生脚本　39
人生の立場　38
心臓病再発防止プロジェクト　114
身体的ウェル・ビーイング　74
心的外傷後ストレス障害　10
信念　6, 10, 15, 131, 135
心理ゲーム　38
心理的ウェル・ビーイング　74
心理的・身体的・社会的ウェル・ビーイング　10, 51, 74, 81
心理的ストレス　117, 121
心理的プロセス　24
心理療法　12, 21, 88
ステージモデル　89, 122
ストレス　6, 46, 75, 93, 115, 135
ストレス対処　4
ストレス対処法　72
ストレスと対処　84
ストレスマネジメント　77, 110, 128
ストレス免疫訓練　82
ストレス理論　72
ストローク　37
スモークバスターズ　90
生活習慣病　21, 40, 74, 100, 115
生活日誌　116
生活の質　7, 127
性感染症予防　109

性行動　75, 84
精神分析的心理療法　58
積極技法　56
節酒　98
セルフイニシャティブ　132
セルフコントロール　9, 16, 68, 82, 85, 114
セルフコントロール法　23, 47, 110
セルフモニタリング　73, 74, 88, 103, 105, 116
セルフモニタリング法　82
セルフモニタリングフォーム　75
ソーシャルサポート　6, 9, 84, 103, 106, 110, 121

[た]

ダイエット　68, 101, 106
対人スキル　29
タイプA　121, 124
タイプA行動　85, 113
タイプA行動カウンセリング　113, 114
タイプA行動パターン　118, 125
タイプA行動パターン修正法　114
タイプA行動変容のカウンセリング　113
タイプC　121, 124
ターミナル対処行動　124
段階的変化モデル　84, 89, 101, 102, 105, 122
断酒　92
治療的アプローチ　98
治療的介入　90
治療パッケージ　82
糖尿病　101, 105
閉ざされた質問技法　62

[な]

7つの健康習慣　130
認知行動的介入　79

認知行動的モデル　7
認知行動療法　23, 25, 31, 48, 82, 87, 109
認知行動療法的アプローチ　113
認知行動療法的介入　116
認知的技法　82
認知療法　25, 29, 31, 82
値引き　37

[は]

暴露反応妨害法　31
はげまし技法　61
非指示的アプローチ　58
非指示的カウンセリング　64
PTSD　10
ヒト免疫不全ウィルス　107
肥満　12, 75, 100
病気回避行動　124
病気対処行動　124
標準練習　41
開かれた質問技法　62
非理性的ビリーフ　16, 48, 55
ビリーフ　48
不安　69, 79, 110
不健康行動　86, 128
プライマリヘルスケア　126
プリシード・プロシードモデル　72
ブリーフセラピー　27, 30
プロボーカー　93
ヘルスケア　124
ヘルスケア行動　123, 124, 130
ヘルスケア・システム　124
ヘルスケア・システムの三大要素　126
ヘルスケア・システムの組織　126
ヘルスサービス　124
ヘルスビリーフモデル　124, 131
ヘルスプロモーション　128
ヘルスプロモーション活動の対象　129

ヘルス・ローカス・オブ・コントロール　124, 132
防衛機制　30
ポジティブ心理学　8, 72, 80

[ま]

マイクロカウンセリング　24, 56, 73
マイクロ技法　24, 56
マイクロ技法の実習　65
無条件の肯定的配慮　14
面接技法　56
メンタルヘルスの向上　47
目標設定　73, 75
モデリング　25, 72, 82

[や]

薬物療法　88

やり取り　36
予防　8
予防的介入　84, 90
予防的健康行動　124
要約技法　63

[ら]

来談者中心カウンセリング　12, 72
来談者中心療法　14, 22
ライフスタイル　4, 11, 12, 71, 101, 113, 115, 127, 130
ライフスタイルの再調整　79
理性感情行動療法　15, 23, 25, 48
理性的ビリーフ　16, 48, 55, 72
リラクセーション　31, 78, 82, 109, 116
リラクセーション法　85, 114
リラープス　99

健康心理カウンセリング概論　健康心理学基礎シリーズ③

2003年7月30日　　第1版第1刷発行
2010年2月26日　　第1版第4刷発行

編　者　　日本健康心理学会
発行者　　池　澤　徹　也
発行所　　㈱実務教育出版
　　　　　東京都新宿区大京町25　〒163-8671
　　　　　電話　（編集）03-3355-0921
　　　　　　　　（販売）03-3355-1951
　　　　　振替　00160-0-78270

組　版　　株式会社 タイプアンドたいぽ
印　刷　　株式会社 ケイ エム エス
製　本　　ブックアート

乱丁・落丁は本社にておとりかえいたします。

©2003　　検印省略　　ISBN 978-4-7889-6093-0 C3011　　Printed in Japan